AF602954

ÉTUDES PRÉCISES

SUR LES

DÉFORMATIONS DE LA POITRINE

AVEC APPLICATIONS A LA PLEURÉSIE
ET A LA PHTHISIE

INDICE THORACIQUE

Par Émile FOURMENTIN

Docteur en médecine,
Élève des hôpitaux de Paris,
Médaille de bronze de l'Assistance publique,
Ancien interne suppléant à l'hôpital des Enfants-Malades, 1871.

PARIS
G. MASSON, ÉDITEUR
LIBRAIRE DE L'ACADÉMIE DE MÉDECINE
Place de l'Ecole-de-Médecine, 17.

1874

Te 77
273

AVIS AU LECTEUR

Après un premier tirage, dans le format in-quarto, j'ai introduit dans cette nouvelle édition quelques remarques utiles, aux pages 22 et 124. — J'ai en outre, pour satisfaire à la demande de plusieurs personnes, donné un peu plus d'étendue au résumé général ; et cela, pour qu'on puisse en tirer, avec des notions d'ensemble bien régulières, des idées précises sur chaque question en particulier. Enfin, une table des matières a été placée à la suite de ce résumé, pour faciliter la recherche des articles contenus dans ce travail.

PRÉFACE.

Les recherches auxquelles je me suis livré pour la préparation de ce travail ont eu pour point de départ *la pleurésie*. Pendant que je laissais à l'examen clinique le soin de mettre en lumière les diverses questions qui s'y rattachaient, j'agrandissais peu à peu le cercle de mes investigations en étudiant avec la même attention d'autres maladies de poitrine. Je me suis trouvé alors à même de juger plus sûrement les résultats, et j'ai pu m'appliquer aux faits les plus importants.

En outre, j'ai toujours tenu le plus grand compte des objections qui m'ont été faites. Elles m'ont souvent servi à rectifier de grandes imperfections.

Enfin, mes maîtres dans les hôpitaux, par les sages et bienveillants conseils qu'ils m'ont donnés, ont puissamment contribué à me diriger dans la voie de l'*observation*, seul moyen d'arriver à la *vérité*.

C'est à M. le Professeur P. Lorain, mon ancien maître à l'hôpital Saint-Antoine, que je fis la première communication de mes projets. L'idée lui ayant paru d'une valeur suffisante pour être mise à exécution, il voulut bien m'encourager à la réaliser. M. Lorain, pour m'aider dans l'accomplissement de la tâche que je m'imposais, mit généreusement à ma disposition, son service à l'hôpital de la Pitié. Dans la suite il m'offrit, avec la plus prévoyante sollicitude, de précieux documents qui m'ont été de la plus grande utilité pour ce qui a trait aux questions d'historique. En priant M. Lorain d'agréer, avec mes remerciements les plus sincères, l'expression de ma reconnaissance la plus vive, je ne remplis que bien faiblement un devoir envers un maître toujours devoué à ses élèves.

M. Archambault, lorsque j'étais attaché à son service à l'hôpital des enfants, m'a toujours témoigné la plus grande bienveillance. Tout en lui réservant une large part dans mon affection, je saisis l'occasion qui se présente pour venir le remercier bien sincèrement et lui exprimer mes sentiments de respectueuse reconnaissance.

M. Desnos, mon ancien maître, a aussi droit à ma plus vive gratitude, pour le bon accueil qu'il me fit, et en me laissant puiser dans ses salles de l'hôpital de la Pitié de précieux enseignements et de très-utiles ressources. Je suis heureux de pouvoir le prier en cette circonstance de recevoir mes meilleurs remerciements.

M. le Professeur Lasègue dont je suivais la clinique au même hôpital, a bien voulu aussi m'encourager par de sages avis. Je n'oublierai jamais que c'est dans son service que j'ai puisé une partie notable des documents, nécessaires à mes travaux. Je le prie de croire à l'expression de ma plus profonde reconnaissance.

Enfin la sollicitude avec laquelle ma mère me vint toujours en aide, me fait un devoir que je suis heureux de remplir, de lui renouveler ici l'expression de mes plus grands remerciements, et de l'affection filiale la plus profonde et la plus pure.

INTRODUCTION.

> Examiner... (par) tous les moyens d'observation; rechercher ce qui peut se voir, se toucher et s'entendre; ce qu'on peut percevoir... en flairant, en goûtant et en appliquant l'intelligence.
>
> (Hippocrate. Trad. E. Littré, t. III, 273.)

§ I.

Des méthodes d'investigation usitées pour reconnaître les maladies de poitrine.

Pour faire une application opportune de ces méthodes, nous avons tout d'abord à recueillir plusieurs espèces de documents importants : il faut examiner les divers phénomènes qui forment le cortége de la maladie, c'est à dire ses *symptômes ;* voir si l'attitude du malade présente quelques particularités; s'enquérir des troubles fonctionnels locaux et à distance, des troubles sympathiques ou par relation de fonction, comme le vertige lié à la nausée, enfin des symptômes généraux. Ajoutons à cela les antécédents, l'évolution de la maladie, et nous aurons une série de données dont l'appréciation fournira des *signes* utiles au diagnostic, au pronostic et au traitement. Ces signes, en nous éclairant déjà sur la nature et la localisation de la lésion, nous permettront de diriger vers la région qui en est le siége l'emploi des méthodes plus exactes que nous allons étudier.

Nous arrivons aux moyens physiques d'exploration. Ils ont pour but de faire constater par les sens de l'observateur les divers phénomènes normaux et pathologiques. Ils ont pour but de préciser les données précédentes et de les contrôler sans que la dissimulation du malade puisse les influencer. Enfin quand les renseignements ne peuvent être fournis, comme chez les délirants, les enfants, les étrangers, les méthodes physiques ne perdent rien de leur valeur. Ces méthodes sont l'inspection, la palpation, la percussion et l'auscultation — au crâne la rigidité des parois, et le silence fonctionnel restreignent beaucoup l'emploi de ces moyens — à l'abdomen la souplesse des parois permet la palpation. On y applique aussi la percussion pour délimiter des organes dont la sonorité est toute différente de celle des voisins; enfin l'auscultation a toute son importance dans la seconde moitié de la grossesse. — A la poitrine toutes ces méthodes sont applicables: l'*inspection*, pour y constater la conformation et l'état des mouvements ; elle peut être aidée par la *mensuration* fixe et mobile; la *palpation*, pour le nombre des mouvements, la résonnance de la voix, et la forme générale d'après Walshe; la *percussion*, pour la résonnance et l'élasticité des tissus; innovée par Avenbrugger (1761), elle tomba dans l'oubli parce qu'elle n'avait pas alors d'utilité bien réelle; puis elle prit une grande importance, lorsque Corvisart l'eut employée pour reconnaître des lésions du cœur que l'anatomie pathologique lui avait révélées (1808); enfin l'*auscultation*, pour constater les caractères des bruits respiratoires normaux, leurs modifications, divers bruits anormaux et divers modes de retentissement de la voix. Cette étude complexe fut presque complétement créée en trois ans par Laënnec, 1816 à 1819. L'importance de cette grande méthode fit un moment oublier les autres. Il fallut revenir de cette exagération, et Laënnec avait eu raison de dire que l'auscultation doit accréditer l'emploi des moyens accessoires trop souvent négligés. (Laënnec, Tr. d'ausc. méd. Ed. 1837, t. I. p. 16).

En résumé recueillir les symptômes, les traduire en signes, appliquer à propos les méthodes d'exploration des organes, nécessitent une étude clinique attentive. L'habileté à effectuer ces diverses opérations, c'est-à-dire le tact médical, devient ainsi le fruit de l'expérience et du raisonnement. M. Louis faisait remarquer qu'il ne suffit pas de dire que la médecine est une science de faits, que l'on doit recueillir et apprécier, mais qu'il faut un long apprentissage pour savoir les constater (Louis, de l'examen des malades, mémoires de la Soc. d'obs., t, I, 1837). « *Pour pratiquer la médecine*», disait Hippocrate, « *s'attacher non pas d'abord à la probabilité du raisonnement, mais à l'expérience raisonnée. Le raisonnement est une sorte de mémoire synthétique de ce qui a été perçu par la sensiéilité* » (Hippocrate, t. IX, p. 251). Admirons, en passant, cette définition si précise du raisonnement, donné par le père de la médecine.

§ II.

Origine de mes recherches.

Ces recherches étant en grande partie nouvelles, il peut être utile de connaître tout d'abord dans quelles circonstances elles ont pris naissance. Nous aurons ainsi une voie toute tracée pour les premières applications, et nous comprendrons plus loin comment elles ont pu s'accroître et s'étendre.

Les circonstances qui ont été le point de départ de ces recherches, se sont présentées dans la clinique de M. le Pr Lasègue, à l'hôpital de la Pitié. Depuis longtemps, M. Lasègue regarde comme un élément de jugement, très-important pour le diagnostic de la pleurésie, l'*arrondissement du côté malade*. Le moyen employé pour apprécier cette déformation est des plus simples et des plus ingénieux ; il consiste dans le palper pratiqué avec les deux mains réunies, soit au niveau des poignets, soit aux extrémités des doigts. Je reviendrai plus loin sur l'emploi de ce moyen.

En juin 1873, M. Lasègue, à propos d'un malade couché au nº 6 de la salle Saint-Paul, fit une fois de plus remarquer que, dans la pleurésie, la forme d'une coupe transversale de la poitrine devient ovalaire. Puis à cette indication, *il ajouta un dessin* pour représenter ce fait. A la vue de ce dessin, réduit à de petites dimensions, je pensai au pantographe, et à son application possible à la poitrine, pour en dessiner le contour. (Le pantographe est un instrument destiné à reproduire un dessin à une échelle quelconque; il se compose de tringles articulées et formant un parallélogramme.) Telle fut la circonstance qui amena cette idée nouvelle du pantographe, ce fut la figure réduite. L'idée était née, je la notai, et plus tard je cherchai à la développer.

Trois difficultés d'exécution se présentèrent et je les résolus de la façon suivante : 1° pour reproduire un dessin sur papier,où il n'y a pas d'obstacle, il suffit d'en suivre les contours avec l'extrémité d'une des tringles; mais ici la présence d'un corps solide empêchait le mouvement de celle-ci; il n'y avait qu'un moyen d'éviter cela, c'était de la courber, pour que le relief pût se loger dans sa concavité; 2° de l'autre côté du corps, il fallait une concavité dans une direction opposée; de là le renversement de la branche courbée, sans déplacer l'extrémité qui devait suivre le dessin; 3° enfin comment réunir l'appareil au corps et les rendre solidairement unis? D'abord je plaçai l'appareil sur une table, contre laquelle je fis appuyer une personne. La difficulté de mettre au niveau de la table la portion du corps à dessiner, me porta à placer l'appareil sur une planchette, et à fixer celle-ci au corps lui-même. Pour opérer cette fixation je la réunis par deux tiges coudées, aux extrémités d'un morceau de cuir rectangulaire de 20 centimètres de longueur, sur 10 de largeur. De ces extrémités partaient deux rubans destinés à entourer la poitrine, et à y maintenir la lame de cuir appliquée. Ces deux liens étant peu commodes à réunir, je les ai depuis remplacés par un ressort garni de peau, ainsi que cela se pratique pour les bandages.

Quant à l'interprétation des résultats fournis par cet appareil, le moyen le plus simple d'y arriver, était le rabattement du côté malade sur le côté sain, selon la ligne vertébro-sternale.

Voilà quel fut l'état embryonnaire de mes recherches ; elles eurent donc tout d'abord pour objet de contrôler un moyen clinique sujet à contestation. Les instruments sont surtout utiles pour établir les faits et les préciser, afin d'en sanctionner l'utilité. Puis pour la pratique, on pourra se contenter de moyens plus faciles et moins rigoureux.

§ III.

Ordre d'étude

Dans les trois parties qui suivent, nous ferons une exposition générale des caractères extérieurs d'une région, et nous indiquerons quels sont ceux que l'on peut mesurer et doser. Puis nous présenterons certaines applications, faites à la pleurésie récente et à la phthisie pulmonaire. — Quelques notions historiques compléteront ces recherches.

ÉTUDES PRÉCISES

SUR LES

DÉFORMATIONS DE LA POITRINE

AVEC APPLICATIONS A LA PLEURÉSIE

ET A LA PHTHISIE

INDICE THORACIQUE

PREMIÈRE PARTIE.

Exposition générale.

ÉTUDE EXACTE ET MÉTHODIQUE DES CARACTÈRES EXTÉRIEURS DE LA POITRINE.

Le moyen le plus simple pour constater ces caractères est certainement l'inspection ; mais il y a certains faits qu'elle ne peut révéler d'une façon bien exacte. Examinons les cas où l'inspection est applicable et ceux où elle est insuffisante.

Par l'inspection, nous pouvons nous rendre compte de l'état de la surface des téguments et y constater la rougeur, l'œdème, les éruptions, etc. Par ce moyen, nous pouvons encore apprécier l'état des mouvements ; les déformations locales ; la déviation latérale de l'alignement des apophyses épineuses, qu'on peut, du reste, tracer sur une feuille de papier appliquée sur le dos, et où l'on marque successivement la saillie de chaque apophyse.

Quant à la conformation générale, la vue est incapable de nous la bien faire connaître, car elle ne peut porter que sur une face des objets à un moment donné. Cependant, après avoir examiné un côté, on peut examiner l'autre ; mais on n'a pas encore une notion d'ensemble bien régulière. Enfin, l'inspection ne nous fournit sur les volumes que des données fort peu précises.

En résumé, l'inspection ne nous donne que de vagues renseignements sur la forme générale et la capacité. Il faut donc étudier ces questions d'une façon plus précise, et faire appel aux connaissances géométriques dont ces questions dépendent. Ceci nous conduit ainsi à étudier les caractères extérieurs géométriques, et la manière de les constater d'une façon exacte.

Il y a diverses espèces de *caractères extérieurs géométriques*. On a déjà cherché à étudier quelques-uns de ceux-ci isolément; il en est résulté de grandes confusions, et bien qu'il n'y eût qu'à utiliser quelques expressions fort simples, on voit les auteurs se faire un langage à eux, ce qui oblige à les traduire lorsqu'on les lit. C'est ainsi que les uns, ayant mesuré le périmètre de la poitrine, disent qu'ils en ont déterminé la capacité ; d'autres confondent la circonférence avec le diamètre, etc. Le motif principal qui doit nous faire réunir tous ces caractères en un seul groupe, c'est qu'ils ont des relations fréquentes, qu'ils appartiennent à une même souche, qu'ils se prêtent un mutuel soutien et la force d'un contrôle réciproque. Ce fut, dès le début de mes recherches, que j'arrivai à rassembler et distinguer ces divers caractères. J'exécutai quelques dessins de coupes de la poitrine, mais ne pouvant les décrire ni les expliquer, je fis une figure plus simple et plus régulière; il me fut alors facile d'en faire la description. Je cherchai à procéder de même pour les figures curvilignes et aplaties que j'avais recueillies, et j'arrivai ainsi en peu d'instants à énoncer les divers caractères géométriques que l'on doit indiquer pour faire l'étude complète d'un tracé. Voici cet énoncé : *les divers caractères géométriques que l'on peut étudier successivement sur une figure se rapportent à la forme, aux dimensions linéaires, à la surface et à la capacité, si cette figure appartient à un volume dont elle représente une section ou l'une des faces.*

Nous allons étudier ces diverses espèces de caractères. L'application à la poitrine des moyens propres à les constater varie selon que la poitrine est au repos ou en mouvement (application *fixe* et *mobile*). Les caractères, à l'état de repos, peuvent être étudiés : soit sur une grande étendue, soit sur une étendue limitée; nous aurons par suite à distinguer la forme générale et la forme partielle. Quant aux variations qui se font dans le cours d'une maladie, elles sont évidemment fixes au point de vue de l'application des moyens.

ÉTUDE MÉTHODIQUE DE LA FORME.

Pour étudier la forme d'une façon exacte et méthodique, il faut nécessairement en connaître les *caractères*. La forme d'une figure est déterminée par la *direction* des lignes qui la limitent, et aussi par le *rapport* de ces lignes entre elles. Ainsi, la forme a deux sortes de caractères d'expression, les angles et les rapports des lignes qui les séparent. Les angles sont des points bien déterminés qui peuvent servir *de repères*; mais ajoutons que ceux-ci sont encore marqués par des irrégularités de surface, saillies ou dépressions. Les figures sont semblables quand elles ont leurs angles égaux et leurs dimensions correspondantes dans un rapport constant. D'après ce qui précède, la mensuration des angles conduit à apprécier la ressemblance, et les degrès de dissemblance des figures; c'était là le but qu'on se proposait en mesurant l'angle facial. Dans les figures complexes, l'emploi de ce moyen devient assez difficile, et l'on s'applique surtout à comparer les dimensions; mais il ne faut pas oublier que la mesure des angles peut avoir des applications.

Moyens d'expression de la forme générale et horizontale de la poitrine.

I. Un moyen très-simple de se rendre compte de la forme générale, consiste à prendre le rapport de deux dimensions diamétrales perpendiculaires entre elles : la longueur et la largeur.

Ce moyen est très-pratique et indique nettement

les degrés de dissemblance, mais il fait négliger de tenir compte des portions de figure comprises entre les deux dimensions choisies; il faudrait, pour en tenir compte, décomposer la figure en plusieurs portions élémentaires. Ce moyen est employé au crâne pour reconnaître les races. Les anthropologistes appellent *indice céphalique* le rapport du diamètre transverse maximum au diamètre maximum antéro-postérieur, à partir de l'espace intersourcilier. Ils multiplient ce rapport par 100, afin de le rapporter à 100 comme unité ou point de départ, et d'avoir des nombres entiers plus faciles à distinguer que des fractions. Appliquant ces données à la poitrine, j'ai appelé de même *indice thoracique centésimal* le rapport du diamètre maximum transverse au diamètre antéro-postérieur maximum. J'ai pris les dimensions correspondantes à celles de l'indice céphalique, afin qu'on pût, au besoin, comparer les deux indices ; il en est résulté que, la dimension transversale étant ici la plus grande, l'indice thoracique obtenu est plus grand que 100. *En résumé*, l'indice thoracique ne marque nullement les dimensions, il se rapporte à la forme qu'il exprime visiblement à cause du grossissement par 100.

L'indice thoracique pourra être appliqué à suivre le développement physiologique. Un fait assez curieux que j'ai observé mérite à propos de cela d'être signalé. Ce fait est le suivant : chez plusieurs personnes de la même famille, j'ai trouvé que les indices thoracique et céphalique étaient, à très-peu de chose près, représentés par les mêmes nombres.

Rien n'est plus simple à comprendre ; puisque l'on trouve de la ressemblance dans les divers membres d'une même famille, l'indice qui sert à mesurer la ressemblance doit être alors sensiblement le même. L'application aux races, qui ne sont que des agglomérations de familles semblables, est un fait du même genre. En donnant suite à cette question, on pourra, en recherchant les caractères d'identité chez les parents, retrouver l'influence de la parenté sur le développement du système osseux.

Enfin, remarquons que la mensuration sera faite avec soin pour obtenir les dimensions maxima ; plus loin nous indiquerons les moyens de les constater. Les soins principaux que l'on prendra se rapportent à l'attitude du malade, au temps de la respiration et à l'état de vacuité de l'estomac. Dans mes recherches, j'ai pris l'indice pendant que le malade était assis et à jeun. Ne l'ayant pas astreint à maintenir sa respiration, j'ai surtout obtenu les diamètres les plus grands, c'est-à-dire pendant l'inspiration. Ajoutons qu'on peut écrire l'indice comme en anthropologie en marquant les deux dimensions, surtout en millimètres, et à la suite l'indice correspondant; pour la mise en tableau il y aura trois colonnes. Je préfère écrire le résultat d'abord, puis les nombres qui ont servi à l'obtenir. En anthropologie ces indices importent par leur ensemble et ne sont pas des caractères individuels, d'où leur nom indice (ou marque probable). Pour divers détails sur l'indice céphalique, on pourra consulter l'article *Céphalo-*

mètre du Nouveau dictionnaire de médecine et chirurgie pratiques, et principalement un article de M. le professeur Broca, dans la Revue d'anthropologie, tome Ier, n° 3.

II. Un autre moyen consiste à prendre le tracé de la forme de coupes horizontales de la poitrine et à l'étudier à l'aide du *rabattement* d'un côté du dessin sur l'autre, selon la ligne vertébro-sternale. Le rapprochement des deux côtés permet de voir s'il y a symétrie ou non et, en cas de dissemblance, de pouvoir juger des différences qui existent entre les deux côtés. La comparaison immédiate donne aux perceptions une grande précision, peu importe qu'il s'agisse de perceptions visuelles ou auditives. C'est un moyen précis pour bien reconnaître et distinguer les faits, qu'il sera possible d'étudier ensuite par des caractères plus directs. Je ferai remarquer que, lorsque nous avons relevé la forme du contour de la poitrine, et que nous pouvons alors l'examiner dans son ensemble, l'inspection seule est encore incapable de nous faire percevoir certaines asymétries. Dans le cas où le tracé curviligne se dévie progressivement, sans brisure, on a une déviation à longue portée et insensible; on dit que le tracé est régulier ou non accidenté; mais il n'y en a pas moins une asymétrie étendue que l'œil ne peut souvent nous faire voir et que le rabattement démontre. Ajoutons qu'au niveau de l'appendice xiphoïde, les viscères abdominaux empêchent quelquefois les asymétries de se produire; il est par suite préférable d'étudier la forme un peu plus haut.

III. *De la position et de la forme de l'angle costal.* — C'est un angle arrondi au sommet, il est la partie la mieux déterminée sur le pourtour des côtes. Il siége normalement à la partie postéro-externe. Plus loin nous étudierons ses déplacements et ses déformations.

IV. J'ai en outre recherché le *point le plus externe de la courbe*, et le siége de sa projection sur la ligne vertébro-sternale; elle tombe à l'union du tiers postérieur avec les deux tiers antérieurs pour le côté droit, et souvent un peu plus en avant pour le côté gauche.

Remarques ajoutées avant la mise sous presse.

Ce procédé est encore applicable lorsqu'un côté s'arrondit, mais il ne répond pas à un moyen bien régulier d'étudier la forme. Je l'ai employé dans mes recherches actuelles; mais dans la suite il sera mieux de prendre le point d'intersection de deux tangentes rencontrant la ligne vertébro-sternale prolongée, à une distance de la courbe égale à ce diamètre, ou seulement à sa moitié. Par ce moyen on tiendra compte de la bosselure qui répond à l'angle costal, et de plus le procédé opératoire sera plus rigoureux.

V. On pourra encore mettre à profit d'autres applications des tangentes : 1° examiner les inclinaisons de la tangente aux deux côtés du dos, sur la ligne vertébro-sternale, pour juger des asymétries de la paroi postérieure; 2° établir la situation relative de cette tangente à la colonne vertébrale, pour juger de l'avancement des deux parois postérieures dans la pleurésie, par exemple (une règle suffit pour cette constatation, aussi bien sur les personnes que sur les figures 6 et 7); on peut encore, dans le même but, examiner l'angle formé par deux tangentes partant du rachis à chacun des côtés;

3° déterminer les courbes, à défaut de caractères plus directs, par les aires comprises entre ces courbes, et leurs tangentes en des endroits donnés; ainsi la poitrine étant inscrite dans un rectangle, on pourra comparer les surfaces des triangles courbes antérieurs et postérieurs; ainsi on pourra examiner les triangles courbes formés par deux tangentes latérales avec la sécante perpendiculaire à la ligne vertébro-sternale et passant par son milieu. On pourra encore rechercher quel est le côté qui, relativement à son périmètre, a la plus grande surface de section. — Enfin remarquons que c'est par des moyens du même genre que nous résolvons le problème suivant : L'intensité d'une force étant représentée par l'élévation d'un tracé au-dessus d'une droite, le travail accompli est mesuré par la surface qui sépare les deux lignes.

Moyens d'exprimer la forme verticale.

En avant et en arrière, il n'y a qu'à rapporter la description des parties latérales à la ligne des apophyses épineuses et au sternum.

Dans le plan antéro-postérieur, on pourra faire des coupes diverses, ou plus simplement juger de la direction du sternum par rapport au rachis et examiner l'incurvation de la colonne vertébrale.

Conformation locale.

I. L'inspection a ici toute sa valeur. J'ajoute que l'ombre obliquement dirigée est un moyen puissant pour accentuer les reliefs et les dépressions. Lorsqu'on se place à 2 ou 3 mètres de distance d'une fenêtre, et qu'on regarde le dos de la main tourné en haut, on voit les veines d'une façon très-marquée. En effet, un côté est alors éclairé, tandis que l'autre est sombre et allongé par l'ombre. Certaines taches ne sont ainsi que des dépressions moins éclairées;

par la lumière réfléchie on verra diminuer ces taches.

II. Le rabattement d'un côté sur l'autre, très-utile pour les asymétries étendues, peut aussi servir ici.

III. Le degré de voussure précordiale fut apprécié à l'aide d'un instrument, qu'Andry nomma cyrtomètre (*Gazette des hôpitaux*, 1839). Il se composait d'un ressort, dont le degré de flexion était marqué par deux tangentes fixées à ses extrémités; elles se croisaient vers le milieu, où elles s'écartaient du ressort d'autant plus qu'il était plus fléchi. Nous verrons plus tard le cyrtomètre de M. Woillez tout autrement disposé.

Forme mobile.

Il importera peut-être, pour la physiologie, de déterminer la forme de la base de la poitrine aux deux temps de la respiration. L'indice sera toujours un moyen simple de l'indiquer. (Peut-être à cause de la respiration costo-supérieure, faudra-t-il tenir compte de la forme verticale?)

DIMENSIONS LINÉAIRES.

Les dimensions relatives offrent seules de l'intérêt; toute dimension doit être rapportée à une autre comme terme de comparaison (Walshe, *Traité des maladies de poitrine*, trad., 1870, p. 9). Ainsi on ne détermine les diamètres des canaux que pour les rapporter aux dimensions des objets qui doivent les traverser; on mesure les diamètres de l'urèthre pour calibrer les sondes, et les diamètres pelviens pour prévoir les cas d'impossibilité de l'accouchement normal; la taille elle-même n'a de signification que si on la rapporte à la taille habituelle des êtres de même espèce.

Les variations d'une dimension chez la même personne sont faciles à apprécier, car il y a un point de départ bien déterminé dès le début.

Quant à vouloir rapporter une dimension à des nombres établis par *des moyennes*, on ne peut obtenir de cela que des indications de présomption. Les moyennes sont souvent peu utiles à l'application individuelle, elles ne représentent nullement les variations possibles entre les extrêmes.

La mensuration mobile, en rapport avec les mouvements respiratoires, peut être périmétrique (instruments de M. Gueneau de Mussy, et graphique de M. Marey, P[r] au collége de France); ou bien diamétrale avec l'instrument de Sibson (*Gazette méd.*, 1839 et Walshe, *Traité des maladies de poitrine.*)

Enfin, il est une sorte de mensuration mobile qui a pour objet de mesurer le degré d'élasticité pulmonaire. On applique un ruban circulaire, puis on note la différence en serrant. On opère sur une moitié seulement de la poitrine, afin de ne pas gêner la respiration (Woillez, 1856, Mém. soc. obs.).

REMARQUES SUR L'ÉTENDUE D'UNE SECTION HORIZONTALE A LA PARTIE INFÉRIEURE DU THORAX.

L'étendue d'une section de la poitrine intéresse par ses variations, qui permettent de suivre la marche des ampliations ou amplifications, dans le cours de certaines maladies. Ceci a donc pour but de représenter des variations de cubage, la hauteur restant la même. Notons cependant que, par un fort épanchement, cette hauteur peut varier par refoulement en bas des viscères abdominaux. Nous verrons à l'historique de la pleurésie, comment on peut mesurer ces variations verticales.

La partie inférieure du thorax étant la plus souple et la plus mobile, c'est surtout vers cet endroit qu'on a cherché à appliquer des moyens capables de fournir des données sur l'étendue d'une section. Nous verrons que, dans la congestion pulmonaire, la coupe faite au niveau de l'articulation sterno-xiphoïdienne peut être stabilisée par la présence des viscères abdominaux, tandis qu'une autre, levée quelques centimètres plus haut, accuse une très-notable diminution. Il sera sans doute utile de prendre, dans ces cas (et peut-être aussi dans les pleurésies), des coupes à 7 ou 8 centimètres plus haut que la partie inférieure du sternum, comme je le conseille du reste pour étudier les déformations.

Indiquons sommairement les moyens de connaître les changements d'ampleur de la poitrine, nous y reviendrons à la pleurésie : 1° Laennec employa le premier la mensuration circulaire comme moyen de diagnostic régulier; il mesurait aussi la hauteur pour apprécier les retrécissements consécutifs aux pleurésies anciennes; 2° Chomel fait ensuite remarquer que la poitrine peut s'amplifier en devenant plus arrondie, et cela sans changement de la longueur du périmètre; il propose par suite la mensuration diamétrale antéro-postérieure; 3° M. Woillez, remarquant que ce mode d'amplification qui est le plus fréquent n'est pas le seul, tient compte aussi de la périmétrie. Il mesure le diamètre vertébro-mammaire et le périmètre; il tient compte de ces deux données, dont une des deux varie toujours quand il y a augmentation de l'étendue de la section. C'est ainsi que M. Woillez suit la marche des épanchements, pour arriver aux indications de la thoracentèse. A ces mensurations il ajoute la superposition des dessins de la coupe horizontale, relevés à différentes époques de la maladie, à l'aide de son cyrtomètre, qui est une sorte de chaîne articulée à frottements.

Ce moyen d'indiquer la marche de la maladie est quelquefois peu clair, car une figure peut gagner d'un côté et perdre de l'autre en étendue, les contours s'entrecroisant. Enfin il nécessite des figures complexes et ne représente pas la rapidité d'évolution de jour en jour comme une courbe synoptique.

A ces moyens j'ajouterai : 1° que le rapport des diamètres, sous forme d'indice thoracique, exprime le fait d'une façon très sensible, à cause de la multiplication par 100; 2° que le but étant d'indiquer les variations de l'étendue d'une coupe vers la base de la poitrine, la réponse la plus directe et la plus précise est d'exprimer cette section en centimètres carrés. On a alors une seule espèce de données régulières, et l'on peut faire une courbe synoptique des variations de la surface de section en centimètres carrés. Les courbes synoptiques forment un tableau qui représente, sous forme de schema, une série de données numériques, dont on peut suivre toutes les variations d'un seul coup d'œil. Ces courbes sont généralement employées pour inscrire les résultats de la thermométrie clinique. Remarquons enfin qu'elles représentent des variations différentielles; qu'une différence de 50 centimètres carrés est représentée par la même courbe aussi bien chez l'enfant que chez l'adulte. Cependant cette différence est relativement considérable pour l'enfant, aussi ne sera-t-il pas plus régulier de tenir compte du rapport des surfaces, et non de leurs différences? Puis on prendra au besoin ce rapport multiplié par cent.

DU CUBAGE EXTÉRIEUR.

Le cubage extérieur du thorax est difficile à déterminer exactement. Par l'immersion on ne peut tenir compte de la limite inférieure qui est irrégulière. Le volume des épaules est encore une cause d'erreur. Sur le cadavre l'élasticité du poumon a modifié les dimensions, et les viscères abdominaux ont refoulé le diaphragme.

Comme il s'agit ici de comparer les résultats à d'autres du même ordre, on peut se contenter de les obtenir approximativement. C'est ainsi que M. Guillet conseille le cube des trois dimensions principales (thèse 1859); si la forme était constante, le cube d'une seule dimension suffirait. Ne vaudra-t-il pas mieux multiplier la hauteur du sternum par la surface de section à la base de l'appendice xiphoïde? En résumé, on a des nombres qui expriment les variations de volume, mais pas le volume lui-même. Je ne sais si l'on pourra s'en servir à titre d'indices cubiques, comme on le fait pour le crâne en anthropologie. Quant à vouloir établir des rapports entre ce cubage extérieur et le volume d'air expiré, nous verrons que celui-ci varie avec tant de circonstances, comme l'âge du sujet par exemple, qu'on ne peut rien prévoir à cet égard. Jusqu'ici on n'a pas trouvé de rapport entre cette capacité d'air mobile et le périmètre (Michel Lévy. Traité d'hygiène, t. I. 192, 1869). Enfin, chercher à apprécier l'étendue des lésions diminuant le champ de l'hématose, par des modifications dans les relations de ces deux sortes de données, est encore une question que l'observation longue et soignée pourra seule résoudre.

MOYENS DE RECUEILLIR LES DONNÉES UTILES AUX ÉTUDES PRÉCÉDENTES.

Cette constatation peut se faire par des instruments exacts et aussi par des moyens moins rigoureux, qu'un emploi plus simple conduit à employer dans la pratique.

Application à la poitrine d'un nouvel instrument conformateur graphique (et réducteur).

Il se compose de diverses pièces qu'une comparaison peut nous aider à comprendre : lorsqu'avec la pulpe des doigts nous suivons les contours d'un objet, nous pouvons ainsi nous rendre compte de sa forme par les mouvements musculaires produits. Remplaçons le bras par un arc rigide circonscrivant l'objet et l'appréciation subjective des mouvements par un appareil enregistreur, et nous aurons là le principe de l'instrument en question que nous avons déjà esquissé à l'introduction.

L'arc présente une extrémité libre destinée à suivre l'objet. Celle-ci est aplatie et l'on peut la remplacer au besoin par une pointe un peu arrondie. L'autre extrémité est assujettie à un axe de rotation qui permet de tourner l'arc à droite ou à gauche, ou dans le plan perpendiculaire au plan de l'appareil pour obtenir des coupes verticales ou de profil. Cet arc peut être en bois ou en métal garni de cuir ; l'arc en bois présente l'avantage de ne pas se déformer, c'est un arc de ce genre que j'ai jusqu'ici employé. Pour le rendre portatif, on peut établir une brisure en son milieu. Ses deux parties seront rapprochées, soit par deux vis de pression pour le bois, soit par pénétration pour des tubes métalliques ; mais dans ce dernier cas, il sera mieux de les associer par une charnière placée à l'une des deux extrémités d'une gouttière qui, portée par l'une des deux parties de l'arc, pourra recevoir l'autre.

L'appareil graphique repose sur une planchette où sont superposées plusieurs feuilles de papier. Celles-ci sont maintenues par des lames d'acier disposées pour un enlèvement rapide. La figure représente cet appareil tel que je l'ai employé, pour réduire les tracés au quart des dimensions (ne pas confondre avec la réduction du conformateur des chapeliers, où l'on diminue chaque rayon d'une quantité constante et de 6 centimètres). L'appareil se compose de quatre tringles articulées sous forme de parallélogramme. Sur le prolongement d'un des petits côtés qui a 13 centim., et à une distance de 39 centim. du parallélogramme, est l'extrémité libre de l'arc rigide (L, fig. 1). Un des grands côtés, qui

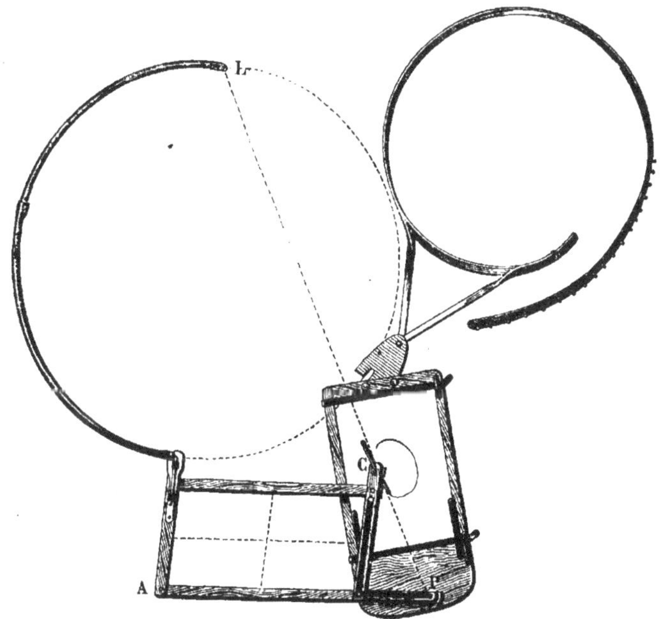

Fig. 1.

a 21 centim., se prolonge de 7 centimètres jusqu'au pivot P. A l'angle C est un crayon et mieux un porte-mine que l'on peut rendre traçant à volonté. Un ressort flexible et articulé vient exercer une certaine pression sur cette partie traçante. Dans la construction, il est plus commode de mettre le grand côté attenant au point C un peu plus bas que ce point. On peut aussi par deux tiges en croix diviser le parallélogramme en quatre autres plus petits, et supprimer celui qui est opposé au point C et gêne quelquefois l'opérateur, etc. Enfin remarquons, pour la position à donner à la planchette, que les trois points L, P, C sont constamment en ligne droite, et que les distances qui les séparent sont toujours dans un rapport constant.

Pour les pièces qui doivent réunir tout ce système au corps, elles sont au nombre de deux principales. 1° Un ressort garni de cuir est destiné à l'entourer circulairement et à servir de guide pour l'opérateur. On peut réunir les deux extrémités par un ruban; mais je préfère le moyen suivant, une des extrémités porte une agrafe solide et obliquement dirigée. Cette agrafe reçoit le bout opposé du ressort dans sa concavité; et une série de boutons saillants, analogues à ceux des buscs de corsets, s'arrêtent sur le côté de l'agrafe. Le biais de celle-ci tend à les faire descendre et ainsi il n'y a pas de vacillement vertical. J'ajoute que ces boutons étant placés à 1 centimètre de distance permettent de mesurer aussi le périmètre. 2° Le ressort attenant au corps est relié à la planchette par deux tringles qui se croisent et s'adaptent au ressort circulaire par deux extrémités flexibles en acier. Vers ces points d'attache, le ressort sera renforcé, s'il était très-flexible, afin qu'il n'y ait pas dépression possible des parties molles. La fixation à la planchette est mobile pour replier l'instrument. Les tringles croisées peuvent être comprimées entre deux surfaces à l'aide de vis; mais il est mieux d'y ajouter une plaque qui peut tourner autour d'un pivot, et qui présente une échancrure s'arrêtant à une vis de pression. Enfin si l'on faisait arriver la médiane de ce triangle sous la planchette, il serait possible de la faire tourner pour y tracer des coupes de profil; mais il sera plus simple de fixer l'appareil dans le plan vertical sur la partie où l'on voudra opérer. Alors le ressort s'adaptera au besoin à un lien circulaire.

Avant d'employer l'instrument, il faut *vérifier s'il est exact et régulier.* Pour l'exactitude, il doit reproduire une figure donnée. Pour la régularité, il doit, sans être déplacé, reproduire plusieurs fois le même tracé en repassant sur les mêmes lignes. Il est très-important de le faire marcher dans un sens, puis en sens opposé. Un arc trop flexible empêche la réunion des traits, dans un côté de la figure seulement.

Passons à l'*application* de l'instrument : 1° On la fera le malade étant à jeun ou ayant pris peu d'aliments. 2° On pourra, après avoir cherché l'articulation sterno-xiphoïdienne, repère facile à trouver, appliquer l'appareil à ce niveau. Pour étudier la conformation, et peut-être aussi pour suivre les amplifications de la poitrine, il sera plus convenable, comme nous l'avons dit, d'opérer un peu plus haut, soit à la limite du tiers inférieur du sternum, soit à sa partie moyenne. Dans tous les cas, un niveau étant adopté chez une personne, il importera de ne plus le changer. Avant de commencer, on marquera non-seulement ces repères en hauteur, mais aussi la série des apophyses épineuses en arrière et la ligne qui s'étend du milieu de l'échancrure supérieure du sternum au milieu de l'appendice xiphoïde. On pourra employer, pour déterminer cette dernière direction, un fil tendu, ainsi qu'il est dit dans plusieurs traités de pathologie générale (MM. Behier et Hardy, Bouchut, etc.). Enfin on prendra note de la scoliose dans le cas où elle descendrait au-dessous de la sixième dorsale. La scoliose produit en arrière une voussure du côté de sa convexité, et en avant une voussure du côté opposé (Woillez, Rech. sur l'inspection, 1838, p. 72 et 105). 3° On vérifiera si, par le renversement de l'arc, le bec ou extrémité libre retombe bien au même point. 4° Le malade tiendra les bras levés, les avant-bras rapprochés, mais non les mains sur la tête, car alors il y a des tiraillements de certaines portions de la poitrine. 5° L'instrument sera appliqué sur le côté, le malade étant assis. On aura soin d'examiner si on ne déplace pas la peau et la ligne de symétrie préalablement tracée (on pourra ne la marquer qu'après avoir placé l'instrument). Les seins peuvent rarement empêcher l'application; il faudra cependant chez certaines personnes modifier la hauteur des repères, mais en conservant la même modification à chaque opération. 6° Pour opérer, on recommandera au malade de rester immobile après l'expiration ; on commencera par la partie la plus éloignée; on marquera la ligne de symétrie par un petit mouvement oscillatoire; puis on retournera la branche, et l'on permettra au malade de respirer un instant; enfin on achèvera le tracé. Chez les gens maigres, des plis de la peau peuvent arrêter l'extrémité objective de l'arc; on fera précéder cette extrémité par la pulpe du doigt pour éviter cet inconvénient, que l'on corrigera au besoin en prenant la partie la plus interne du tracé obtenu. On peut encore, pour l'éviter, ajouter un bout de ruban à l'extrémité du bec, afin de le conduire par ce petit appendice souple. 7° Tels sont les principaux détails que j'ai pu observer pour ces appareils conformateurs. Je crois encore utile de prévenir contre une erreur opératoire. La peau, à la partie antérieure, est quelquefois mobile et la planchette peut se déplacer un peu, ainsi que le point de repère antérieur. Si l'on fait marcher l'appareil en deux sens opposés pour doubler l'erreur, chaque tracé étant fait avec une couleur différente, on peut voir qu'il n'y a pas une différence bien grande; cependan il est bon d'en être prévenu, pour que l'on puisse au besoin maintenir la planchette avec la main. En tous cas, il sera bon chez un même malade d'opérer toujours de la même façon, comme il est bon d'y conserver *très-exactement* les mêmes repères. Enfin une erreur portant sur l'étendue de la section peut-résulter de ce que l'on serrerait fort différemment le ressort, autour de la poitrine.

Cyrtomètre de M. Woillez.

Le cyrtomètre de M. Woillez (1857) consiste dans une chaîne articulée à frottements, avec des articulations spéciales permettant de l'enlever facilement après son application. Il ne donne que les trois quarts du périmètre et sert surtout à relever les diamètres vertébro-mammaires. Actuellement, M. Woillez emploie un grand cyrtomètre pour obtenir le périmètre dans toute sa longueur. On l'applique à la base de l'appendice xiphoïde comme un ruban circulaire.

Moyens de mensuration linéaire.

Les moyens de mensuration linéaire ont été indiqués précédemment. Remarquons, pour la mensuration circulaire, que M. Woillez la pratique de préférence au niveau de l'articulation sterno-xiphoïdienne. A ce niveau on a peu de parties molles, et le repère est plus fixe qu'au niveau du mamelon (Woillez, Mém. Soc. d'obs., 1856). On aura soin pour opérer, que le malade soit à jeun, ou qu'il ait pris peu d'aliments. L'application est préférable d'un seul côté, disait M. Woillez, afin de pouvoir serrer fortement, pour apprécier en même temps le degré d'élasticité pulmonaire. Depuis lors, M. Woillez a reconnu qu'il est préférable de ne pas serrer lortement et d'agir à la fin de l'expiration (Woillez, Tr. des mal. aig. des org. resp., 1872, p. 30). Ce procédé de serrer peu, pour ne pas gêner la respiration pendant la mensuration du périmètre total, ayant été d'un usage général, il est sans doute juste de le conserver pour ne pas obtenir des résultats différents de ceux des autres personnes.

Compas d'épaisseur à extrémités parallèles, pour obtenir les dimensions maxima.

Avec le compas d'épaisseur ordinaire il faut tâtonner pour être sûr qu'on a la dimension dans la plus grande largeur. C'est là ce qui arrive quand ou mesure le diamètre bipariétal de la tête du fœtus. Les anthropologistes, pour obtenir vite et bien les dimensions maxima du crâne, se servent d'un cadre à maxima ; un de ses côtés est mobile en restant parallèle à son vis à vis (1). Il est peu commode d'entourer la poitrine d'un pareil cadre, et j'ai cherché divers moyens de ne garder que les deux branches parallèles pouvant s'écarter à volonté.

I. D'abord, j'adaptai ces branches parallèles à une règle graduée ; l'une placée à son extrémité, pouvait se replier à volonté ; l'autre était mobile le long de la règle. J'avais une sorte de grand podomètre, dont la règle graduée avait 40 centimètres ; c'est surtout avec cet instrument primitif que j'ai fait mes recherches actuelles. Il sera mieux de le remplacer par une règle à coulisse, dont chaque partie ayant environ 28 centimètres de long, portera une branche se repliant à volonté comme précédemment. On pourra y ajouter une règle à calcul, appropriée aux nom-

(1) Voir Art. Céphalomètres, Nouveau Dict. de méd. chir. prat.

bres à diviser *pour obtenir l'indice thoracique* que j'étudierai sans doute plus tard d'une façon plus approfondie ; j'indiquerai alors d'autres détails, sur les instruments les plus propres à sa détermination.

II. *Compas à branches parallèles.* J'en ai disposé de deux sortes. Les uns ont pour principe un compas ordinaire, dont les branches seraient coudées perpendiculairement au plan de ces branches écartées.

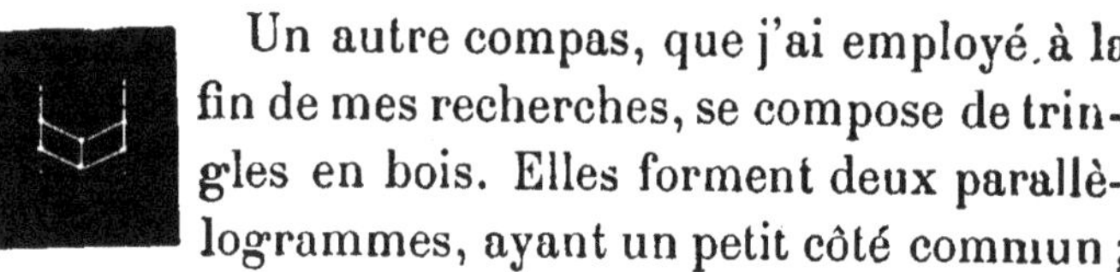

Un autre compas, que j'ai employé à la fin de mes recherches, se compose de tringles en bois. Elles forment deux parallèlogrammes, ayant un petit côté commun ; les deux autres petits côtés, en se prolongeant, donnent les deux branches parallèles. Les parties qui aboutissent au côté commun sont serrées entre deux lames métalliques. L'instrument replié a 30centimètres de longueur.

Appréciations : 1° avec son compas d'épaisseur, Chomel cherchait une large surface d'application ; mais en déprimant les parties molles, on a l'avantage de se mettre à l'abri de l'influence de l'émaciation (qui, d'après Fournet, modifierait peu la conformation osseuse) ; 2° pour l'indice, il ne faut pas de graduation réduite ; les compas n'ont pas, comme les règles graduées, l'avantage d'une graduation à demeure et de grandeur normale.

Pendant la mensuration, on tiendra compte des circonstances que nous avons indiquées : attitude, état de vacuité de l'estomac, etc.

Moyen de déterminer la position du point de la courbe dessinée le plus éloigné de la ligne vertébro-sternale.

Je place le dessin sur une table, et je le tourne pour voir le côté à examiner par sa concavité. Alors, mettant un crayon couché selon la ligne vertébro-sternale, je le fais rouler jusqu'à ce que j'aperçoive à peine la courbe au-dessus de ce crayon. Je marque le milieu de cette partie culminante et j'abaisse une perpendiculaire sur la ligne vertébro sternale. Ce moyen répété souvent sur les mêmes personnes, donne des résultats plus constants que ceux aux quels on aurait pu s'attendre; mais il est loin d'être irréprochable.

Détermination clinique de la conformation par le palper bi-manuel.

La palpation se pratique à l'aide de surfaces sensitives que l'on peut adapter à la forme des objets, bien plus facilement que les organes de la vision. La palpation nous permet donc déjà d'apprécier certains points de la forme générale, et de subvenir à l'inspection, bien mieux que la mensuration circulaire. En un mot, nous nous servons ici d'un sens mobile formé, comme tous les sens de surfaces sensitives et d'éléments musculaires, pour la direction et l'accommodation.

Walshe, dans son traité de maladies de poitrine, dit que la palpation permet d'apprécier la conformation générale. De plus, les doigts servent souvent d'instrument de mensuration (Chomel, Elem. de pathog. gén., p. 436, 1841).

Le palper bi-manuel se pratique avec les deux mains réunies, soit au niveau de la pulpe des doigts, soit au niveau des poignets, selon le côté à examiner. Le malade a les bras portés en avant, et on opère au-dessous d'eux, 7 à 8 centimètres plus haut que l'articulation sterno-xiphoïdienne.

Il ne sera pas ici question d'autres palpers avec les deux mains.

M. Lasègue, à qui j'ai vu employer le moyen précité, n'a pu me renseigner sur son origine. Il l'emploie pour constater l'arrondissement du côté malade dans la pleurésie.

Il est facile de s'assurer de la valeur de ce procédé en l'appliquant à un chapeau, selon les 2 diamètres différents.

Voici quelques remarques que je crois utile d'ajouter : 1° le côté tourné vers l'observateur peut paraître plus gros ; il sera donc bon de tenir compte de la position et de changer de côté, s'il s'agit d'un cas douteux ; 2° lorsque l'angle costal vient à se déplacer, il est facile d'en juger par ce moyen : il suffit de saisir cet angle, puis, de s'orienter de même pour le côté opposé, on a alors une sensation d'étonnement en ne trouvant que du vide. Dans une observation de pleurésie sèche rapportée plus loin, le fait était des plus marqués, et il me fut facile de le faire constater à M. Lasègue. Si l'on tourne ensuite jusqu'à saisir l'angle, on peut juger de son déplacement. (Voir, pour plus de détails, déplacements de l'angle costal dans la pleurésie.)

Moyens de déterminer une surface.

I. La pesée du dessin découpé permet d'obtenir ce résultat, si l'on connaît le poids d'un décimètre carré du même papier. C'est le moyen que j'ai employé; il est bon, mais un peu long à appliquer.

II. Le papier quadrillé en centimètres et millimètres carrés est employé par les ingénieurs.

III. Enfin, le *planimètre* est un instrument destiné à indiquer mécaniquement une surface. Le planimètre d'Amsler, très-simple et très-portatif, est à-peu près le seul employé dans le commerce. Il se compose de deux branches articulées, comme un compas. L'une est assujettie à un pivot par sa partie terminale, tandis que l'autre porte une pointe sèche ou traçoir, destinée à suivre le contour du dessin. De plus, celle-ci se prolonge au-delà du point d'articulation, pour porter une roulette divisée en 100 parties égales. Cette roulette, en se déplaçant sur un plan, tantôt ne fait que glisser, mais plus souvent il y a un mouvement avec glissement et rotation. La théorie conduit à cette formule que la surface est égale à la portion de circonférence parcourue par la roulette, multipliée par la distance du traçoir à l'articulation des deux branches. En faisant varier cette distance, on peut donc faire que les divisions de la roulette indiquent des centimètres ou des pouces carrés (Annales indust., 1872. — Dict. des arts et manuf., Laboulaye).

Quand les figures sont réduites au quart des dimensions, on aura la surface réelle en multipliant le résultat obtenu par seize, car les surfaces varient comme le carré des dimensions. Quand on se servira d'un planimètre, on pourra placer le traçoir plus près de l'articulation des deux branches du planimètre. Il suffira de le rapprocher de façon que sa distance de cette articulation, soit les 10/16 de la distance, qui donne la surface réelle ; il n'y aura plus qu'à faire une multiplication par 10, qui ne réclame aucun calcul.

QUELQUES NOTIONS SUR LA POITRINE A L'ÉTAT NORMAL

Ces notions, tout en nous faisant mieux comprendre l'application des divers moyens d'étude régulière, auront surtout pour but de nous faire bien distinguer les modifications morbides. Je n'ai pu les contrôler toutes, mais il ne sera pas moins utile d'être prévenu de leur existence.

La poitrine est entourée par une charpente osseuse qui recouvre les poumons, le cœur et plusieurs viscères abdominaux, comme le foie et la rate. Elle est constituée par la colonne vertébrale, le sternum, les côtes et les cartilages costaux. Voici quelques *particularités sur ces différentes pièces osseuses :* Le rachis, à sa partie supérieure, présente normalement une courbure à concavité gauche (Bourgery et Jacob). Les côtes présentent à la partie postéro externe un angle arrondi ou angle costal. Quant au sternum, il se termine en haut par une échancrure et à la partie inférieure par l'appendice xiphoïde, dont la forme est très-variable, d'après M. le professeur Sappey. A l'autopsie du n° 16, salle Saint-Michel, citée à la troisième partie de ce travail, l'appendice xyphoïde présentait une bifurcation dont les deux côtés étaient à angle droit. Il n'y eut, dans ce cas, aucune difficulté pour déterminer la ligne de symétrie pendant la vie du malade. Ces variations de l'appendice sternal nous montrent pourquoi il faut prendre pour repère l'articulation sterno-xiphoïdienne. Ce repère est bien facile à apprécier, car l'appendice xiphoïde n'est en continuité qu'avec la lame postérieure du sternum, qui est par suite plus saillant en avant (Cruveilhier, T. d'anat.) Enfin, c'est aussi à la base de l'appendice sternal que le diaphragme s'insère ; c'est donc là une limite toute naturelle de la poitrine.

Quelques mots sur la forme normale et divers résultats de mensuration.

Hippocrate a dit que de tous les animaux l'homme est celui qui a la poitrine la plus aplatie d'avant en arrière (Hipp., Trad. Littré, IV p. 199). Puis vient le singe, et ensuite les quadrupèdes qui ne pourraient marcher sur leurs membres antérieurs, si de chaque côté la poitrine ne fournissait à ceux-ci un large soutien (Cl. galeni opera, ed. Kühn, T. 18a p. 536, *et de usu partium*).

M. Woillez a surtout insisté sur les asymétries physiologiques (qu'il nomme hétéromorphies), afin de ne pas les confondre avec les déformations (1). Voici quels sont ses principaux résultats : 1° il y a *deux voussures physiologiques.* Elles se développent avec une grande lenteur; elles siègent l'une en avant et à gauche, l'autre en arrière et à droite, de façon que le corps est un peu en biais ; elles ne détruisent pas l'enfoncement des espaces intercostaux. 2° Le diamètre transverse est relativement plus petit chez les enfants et les phthisiques (p. 355). La mensuration circulaire chez ceux-ci, donne, par suite de cet arrondissement, 3 à 4 centimètres en moins que la moyenne. 3° Le périmètre moyen est de 75 centimètres à 20 ans et de 80 centimètres à 30 ans. Le côté droit a 1 centimètre et demi en plus, par suite du volume musculaire plus considérable ; les gauchers ont une disposition inverse. M. Corbin a, vers la même époque, noté un centimètre en moins dans le diamètre antéro-postérieur gauche (Gaz. Méd., 1838, 3 mars). 4° Il y a des variations qui tiennent à des voussures accidentelles. Il ne faut pas oublier que celles-ci peuvent être dues à l'hypertrophie du foie chez les phthisiques, ou de la rate dans les fièvres typhoïde et intermittente. D'un autre côté, un météorisme considérable élargit la base de la poitrine et rend les deux côtés égaux à la mensuration, (p. 472). Enfin la scoliose ne fait que déplacer le périmètre sans en modifier la longueur (p. 72 et 105).

(1) Woillez. Thèse 1835, complétée dans ses recherches sur l'inspection et la mensuration, 1838. Les pages citées se rapporteront à ce traité.

M. Hirtz a pratiqué la mensuration de la circonférence sous l'aisselle et au niveau de l'appendice xiphoïde. Il a trouvé que chez l'adulte la circonférence supérieure est la plus grande, et que la différence s'efface dans la phthisie. (V. 3me partie.)

Chez les enfants, au-dessous de six ans, la circonférence supérieure est la plus petite, d'après les recherches de MM. Rilliet et Barthez (1). De plus, chez les enfants, les deux côtés sont généralement égaux.

Voici quelques faits concernant la forme; je les ai recueillis sur des personnes exemptes de maladies de poitrine : 1° chez quatre personnes âgées de 25 à 30 ans, sur le tracé à l'extrémité inférieure du sternum, la paroi postérieure de la poitrine était symétriquement dirigée; 2° la partie de la courbe la plus éloignée de la ligne vertébro-sternale se projetait, pour le côté gauche, à l'union du tiers postérieur avec les deux tiers antérieurs de cette ligne. A droite elle tombait plus en avant, vers le milieu chez 3 sujets, et près de la projection du coté gauche chez le 4me. Sur celui-çi il en était de même 0^{m},07 au dessus de l'articulation sterno-xiphoïdiene, fig. 2. 3° L'une des 4 personnes était ambidextre; la surface de section du côté gauche avait 32 centimètres carrés de plus que l'autre. 4° J'ai trouvé l'indice thoracique variant entre 121 et 129 chez 7 femmes, dont il sera fait mention à la fin de ce travail. 5° Chez l'homme, l'indice a présenté de bien plus grandes

(1) Rilliet et Barthez. Tr. des mal. des enfants, 1853, t. I, p. 40.

irrégularités et a varié entre 113 et 136, d'après 20 observations. Ainsi : 129 (310-240) pour le sujet de

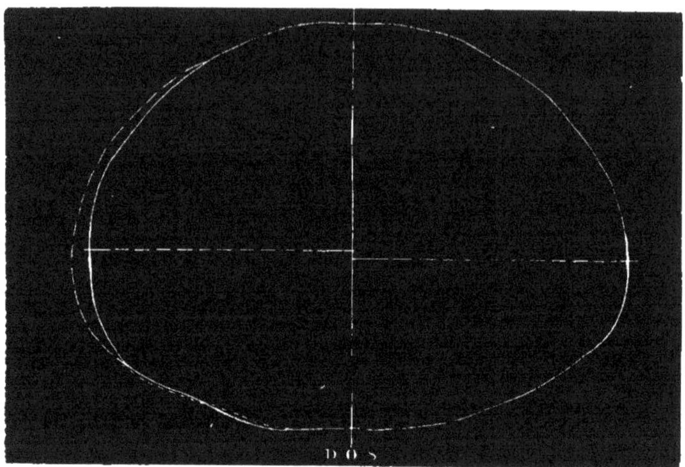

Fig. 2.

la figure ci-dessus; 133(320-240) et 135, 8(288-212) chez 2 hommes fortement constitués. 6° *Après le repas* il y a des modifications importantes; chez la personne que nous venons de citer avec un indice 129, celui-ci est devenu 125 (307-244) par suite de l'ingestion d'aliments; le tracé (à 1/4), fait au niveau de l'articulation sterno-xiphoïdienne, a augmenté de 2 mill. : d'avant en arrrière, tandis 7 cent. plus haut, le tracé n'a subi aucune variation (la hauteur du sternum était de 18 cent.).

Sur le cadavre, la forme se modifie et les viscères abdominaux remontent par suite de la rétractilité du poumon. 1° M. Legendre a trouvé les diamètres 162-250 (*Anat. homalographique*, 1858, p. 3). (d'où l'indice 154.) 2° M. Sappey (*Tr. d'anat.*), a pris les mesures antéro-postérieures au niveau de l'appendice xiphoïde où elles sont maxima quand le sternum n'est pas convexe, comme chez la plupart des femmes (resp : costo-supérieure); il a relevé le diamètre transversal vers la huitième côte. Voici ses résultats : chez l'homme il a eu pour moyennes 275-175 (d'où l'indice 141), et chez la femme 245-185 (d'où l'indice 132). 3° Au n° 16 de la salle Saint-Michel, cité à la 3e partie, j'ai trouvé sur le vivant, où il y avait ballonnement du ventre par suite de péritonite tuberculeuse, l'indice 118 ; sur le cadavre, où le ballonnement avait disparu, j'ai obtenu 143. Remarquons pour le moment ces indices très-élevés et au-dessus de 140.

Physiologie.

L'inspiration est produite par une force musculaire intermittente, résultant de la contraction du diaphragme et des intercostaux externes. La dilatation se fait surtout à la partie inférieure, par projection du sternum en avant, et par élévation latérale des arcs costaux qui tournent autour d'un axe passant par leurs extrémités. Ce dernier mode d'amplification est très-important; il est favorisé par une largeur plus grande de la poitrine (Woillez, Guillet). Le diaphragme produit ces deux mouvements, son centre restant à peu près fixe (Sappey, t. IV, 378). Mais il faut remarquer, dit M. Sappey, qu'ils sont liés l'un à l'autre par la disposition même de l'articulation des côtes. En effet, en ne gardant de la cage thoracique que les os et les articulations, si on vient à tirer le sternum en avant, les côtes s'élèvent sur les parties latérales.

L'expiration paisible est due à la rétractilité du poumon (Woillez), et aussi à l'élasticité des cartilages (Sappey). Dans l'expiration forcée, où les muscles expirateurs sont mis en jeu, on voit les espaces intercostaux devenir saillants.

La rétractilité du poumon tend à produire sur le cadavre l'affaissement de la poitrine, et puis l'affaissement de l'organe quand l'air peut pénétrer dans la plèvre. Cette force a été mesurée par Corson (*Arch.*, 1823) et par Donders (Cornil, *Leçons sur l'anatomie pathologique et l'auscultation* 1874).

Le cubage de l'air expiré a surtout été fait pour la quantité d'air pouvant être fournie au maximum. Les travaux d'Hutchinson, en Angleterre, l'ont conduit à dire que la capacité vitale est en rapport avec la taille du sujet (V. compte-rendu sur la spirométrie, *Arch.*, 1856, par M. Lasègue).

Les recherches d'Hutchinson ont été reprises en Hollande, à Strasbourg, à Lyon et à Heidelberg (Bouchut, *Elém. de path. gén.*, 1857). La capacité vitale est en moyenne de deux litres et demi pour une taille de 1 mètre et demi ; de trois litres et demi pour 165 centimètres de taille; et enfin de quatre litres un quart pour 180 centimètres.

Cette capacité vitale est un *résultat fonctionnel complexe* qui peut varier sous diverses influences : l'âge d'abord (Bourgery, *Tr. d'anat.*, t. IV), la souplesse des cartilages, l'intensité de l'innervation, la force musculaire, la forme plus ou moins appropriée de la cavité, l'habitude par suite d'exercices répétés, etc.

Les maladies qui diminuent surtout la capacité vitale sont la phthisie d'abord et puis l'emphysème. Quand on a un résultat au-dessous de 33 p. 100, on peut soupçonner la phthisie.

Si nous jetons un regard sur ce que nous venons de dire, nous apercevons facilement que la spirométrie n'a pas pour but d'étudier le rhythme de la respiration paisible et habituelle, mais de faire constater ce qu'une personne peut fournir au maximum. De plus, il nous est aussi bien facile de voir qu'il s'agit d'un résultat à la production duquel ont concouru un grand nombre de facteurs et que le cubage extérieur n'est qu'un des éléments de la question. Celle-ci n'est donc sans doute pas aussi simple que l'indique la formule d'Hutchinson; mais il me paraît aussi fort peu possible de détruire cette formule par certaines considérations relatives au cubage extérieur.

M. le Pr Sappey arrive cependant à des conclusions de ce genre dans son *Traité d'anatomie* (T. I, 1869, p. 322 et suivantes); bien qu'il n'y ait pas de rapport à établir entre le cubage total et la faculté de renouveler l'air, qui ne porte que sur un cubage partiel, sujet à de grandes variations fonctionnelles. Du reste les mensurations faites par M. le Pr Sappey ont été pratiquées sur le cadavre où les dimensions sont modifiées. Néanmoins, examinons les résultats obtenus par l'éminent anatomiste, et je crois qu'ils doivent conduire à une interprétation toute différente. En effet, M. Sappey divise le résultat de 24 mensurations en deux parties, les unes répondent à une taille moyenne de 162 centimètres, et les autres à une taille moyenne de 172 centimètres. Si nous cherchons le rapport de ces deux moyennes nous obtenons 0.94, et si nous établissons le rapport du cube des trois dimensions principales correspondantes, nous obtenons 0.87. La différence n'est pas assez grande entre ces deux nombres pour qu'on soit amené à douter des résultats d'Hutchinson, qui ont porté sur plus de 2,000 faits, et auxquels les nombres obtenus par M. Sappey semblent s'allier parfaitement.

Tous ces détails sont encore fort peu connus, j'espère qu'on m'excusera de m'y être arrêté un peu longuement. Nous allons arriver maintenant aux applications des méthodes que nous avons exposées dans cette première partie.

DEUXIÈME PARTIE.

Applications à la pleurésie récente chez l'adulte.

NOTIONS SOMMAIRES SUR LA PLEURÉSIE.

Ses causes habituelles sont le refroidissement, le rhumatisme et la phthisie (pleurésie secondaire). D'abord il y a congestion du réseau sous-pleural, puis bientôt commence un épanchement séro-fibrineux. Plus tard, vers le vingtième jour, des néomembranes commencent à prendre une organisation définitive.

La maladie débute par des frissons en général peu marqués, mais se répétant pendant vingt-quatre à quarante-huit heures ; ainsi que par de la douleur vive de côté. La fièvre est modérée, il y a un peu d'oppression fébrile et de la courbature. Il est rare d'observer le malade pendant ces premiers moments de la maladie.

Après un jour ou deux commence l'épanchement. La douleur diminue ainsi que la fièvre, la langue est blanche. La dyspnée ne prendra d'importance que par suite de l'augmentation de l'épanchement. La toux est petite et sèche ; elle revient par quintes lorsque le malade change de position (Peter, *Cl. méd.*, t. I). A l'inspection, le mouvement ondulatoire des intercostaux est nul du côté malade et la poitrine se soulève comme une plaque rigide (Lasègue, *Leçons inédites sur la pleurésie*, 1873). La percussion fournit des données différentes selon la quantité de liquide : d'abord il y en a peu et il s'élève en nappe verticale; puis il s'accumule à la partie inférieure, surmonté par une couche moins épaisse; alors il y a de la matité à la partie inférieure, disparaissant graduellement à mesure qu'on s'élève. La limite de la matité est en général représentée par une courbe à convexité supérieure, à cause de la position inclinée et oblique du malade sur ses oreillers. Puis le liquide s'accumulant, la matité devient *absolue* avec perte d'élasticité. Alors la ligne de matité est nette; elle s'élève d'abord en arrière et latéralement, puis aussi en avant. Enfin, on a pu constater pendant toutes les périodes précédentes de la résonnance tympanique, sous la clavicule du côté malade. A l'auscultation, le murmure respiratoire disparaît, il y a du souffle voilé à l'expiration, par compression légère du tissu qui transmet les bruits bronchiques. Puis on n'entend plus les bruits respiratoires à la partie inférieure et en haut il y a du souffle tubaire et quelquefois de la bronchophonie. Enfin le souffle peut devenir amphorique. Du côté sain, respiration supplémentaire. L'auscultation de la voix fait percevoir des vibrations coupées, depuis le nasonnement jusqu'au chevrotement (égophonie et broncho-égophonie). Plus tard les vibrations cessent d'être perçues, et leur absence est aussi appréciée au palper. Je crois utile de distinguer les vibrations perçues par l'auscultation et la palpation, c'est un fait que j'exposerai plus loin avec détails.

A ce qui précède, il importe d'ajouter quelques autres signes d'un *épanchement abondant*. Le malade marche avec précaution, sa face est pâle, sa voix entrecoupée, il a de l'oppression habituelle, il ne peut se coucher que d'un côté (Peter.); à l'inspection il y a amplification, les espaces intercostaux sont bombés et élargis. Quelquefois, il y a scoliose du côté malade. Au palper, le bord inférieur du foie est descendu, le siége des battements de la pointe du cœur (alors mieux perçus. Woillez) est déplacé, ainsi que le siége du maximum des bruits.

La résolution commence vers le quinzième jour dans la pleurésie simple, et vers le trentième dans la pleurésie secondaire; passé cette époque, si l'épanchement reste stationnaire, on a l'état chronique. La *résolution* est marquée par la diminution des signes de l'épanchement, puis par des *frottements* venant à l'inspiration et quelquefois aux deux temps. Ils sont souvent saccadés, bullaires ou frottements râles, réguliers et analogues à du râle sous-crépitant lointain et obscur, comme du râle d'œdème. (Pour la distinction entre les frottements, et les craquements secs au sommet, voir plus loin la phthisie.) Souvent la matité persiste assez longtemps, ainsi que l'absence des vibrations de la voix au palper. La convalescence est souvent longue et indécise (Lasègue). La *pleurésie chronique* a pour caractère la fausse membrane (Oulmont, thèse 1844), peu importe la nature du liquide. La pleurésie purulente ou empyème est annoncée par le retour de la fièvre (H. Roger, leçons à l'hop. des Enfants), celle-ci est surtout marquée le soir; puis peuvent survenir la fièvre hectique et le marasme. Souvent, il y a des voussures partielles (Moutard-Martin, *De la pleurésie purulente*). Des fausses membranes peuvent entretenir du souffle, causer de la matité inégale et du bruit de pot fêlé; mais elles ne produisent pas de voussure des espaces. Dans la pleurésie chronique, il y a quelquefois des varicosités, et d'autres fois de l'œdème du côté malade. Enfin, la mort peut survenir par suffocation quand il y a épanchement abondant et que le côté sain se congestionne. Souvent il y a terminaison par guérison avec rétrécissement de la poitrine.

Le *rétrécissement* importe à être bien étudié pour n'être pas confondu avec une hypertrophie de l'autre côté. Celle-ci coexiste, en général, avec le rétrécissement, et provient de la scoliose et de la respiration supplémentaire. Du côté malade : l'épaule est abaissée, il y a de l'amaigrissement, le rapprochement des côtes produit l'abaissement du mamelon (le gauche est quelquefois un peu plus bas. Woillez); matité, diminution du murmure, rétrécissement circulaire de $0^{m},015$; la saillie du bord supérieur de la côte abaissée rend l'amaigrissement plus sensible; enfin, ajoute M. Woillez (*Recherches sur l'inspection*, 1838), la peau est chagrinée, il y a enfoncement inégal dû aux tiraillements par des fausses membranes.

Les indications de la thoracentèse sont les suivantes (1) : 1° les unes d'*urgence* sont l'asphyxie, la syncope, le déplacement considérable du cœur, la matité de tout un côté, le pouls petit irrégulier (2), un épanchement abondant compliqué de bronchite et d'œdème du côté sain ; 2° *on opère pour un épanchement abondant* qui reste stationnaire après le quinzième jour (MM. Béhier et Archambault) ; il est inutile d'opérer avant le dixième jour, d'après M. le professeur Béhier. Il faut surtout pratiquer l'opération si le côté sain se congestionne. En tous cas, celle-ci a pour but de prévenir les rétrécissements. Enfin, pour suivre la marche de l'épanchement, M. Woillez préfère l'emploi du cyrtomètre, soit parce que le liquide ne s'élève pas par surnatation du poumon ou des fausses membranes, soit pour suivre l'état du côté sain.

Le diagnostic de la pleurésie est quelquefois très-difficile : 1° un kyste ou un cancer peuvent faire commettre des erreurs (Moutard-Martin. *Union*, 1856, juin). M. Peter dit qu'alors le refoulement du poumon, en haut et en avant, peut aider à faire le diagnostic. A ce propos j'ai signalé plus loin quelques exemples d'hypertrophie hépatique. 2° Pour la pneumonie de la base, on a du souffle qui diminue en s'élevant, les vibrations ne sont pas amoindries ; à un âge avancé la pleurésie est rare ; enfin consulter l'état fébrile (Woillez. *Diag. méd.*). 3° Il y a des variétés de localisation costo-pulmonaire, diaphragmatique etc. ; celle-ci produit, d'après M. An-

(1) Bull. de la Soc. des hôp., 1864.

(2) P. Lorain. Le pouls. 1870, p. 162.

dral, de la douleur aux attaches du diaphragme et à l'épaule, de la respiration costo-supérieure et quelquefois des hoquets et des vomissements.

Un mot du pneumothorax (d'après M. Béhier. *Confér. de clin. méd.*, 1864). C'est, en général, une complication de la phthisie. La fistule a lieu vers la quatrième côte, des fausses membranes épaisses l'empêchant de se faire au sommet; le liquide est séro-purulent. Début souvent brusque, plus lent quand le poumon est déjà refoulé; dyspnée, en général sonorité, affaiblissement du murmure respiratoire; respiration amphorique, voix amphorique et bourdonnement, quelquefois ayant un timbre métallique; le bruit de percussion avec des pièces de monnaie et même avec les doigts, prend aussi ce timbre, c'est le bruit d'airain de Trousseau; bruit de fluctuation en secouant le malade; tintement métallique. Enfin quelques particularités sur l'amplification dans le pneumothorax, seront signalées à la fin de l'historique.

ÉTUDE DES DÉFORMATIONS DANS LA PLEURÉSIE RÉCENTE.

L'examen des faits m'a conduit à reconnaître plusieurs espèces de déformations étendues, à la partie inférieure et moyenne de la poitrine.

I. Les changements de forme qui peuvent conduire à l'amplification, sans changement du périmètre, sont les suivants : deux modifications de l'angle costal (déplacement en avant et arrondissement surtout); augmentation du diamètre antéro-postérieur, rendant la forme générale de la poitrine plus arrondie et, par suite, la surface de section plus étendue; cette déformation, qui agit sur les deux côtés à la fois, a été signalée par Chomel en 1829. (Voir l'historique.) Étudions ces diverses questions :

L'angle costal, dont nous parlerons un peu plus loin de la forme arrondie, est *déplacé en avant*. Pour bien se rendre compte de l'influence de ce changement, il suffit de se représenter le sommet de l'angle comme n'ayant pas été émoussé ou enlevé. Il est alors facile de voir que le déplacement augmente un peu la hauteur du triangle ayant pour base la ligne vertébro-sternale, et par suite sa surface. Il ne faut pas préjuger que ce soit l'épanchement qui produise ce fait, on le rencontre aussi comme nous le verrons dans une observation de pleurésie sèche avec pleurodynie, lorsqu'il y a des états musculaires de la paroi capables d'agir sur sa conformation. Lorsqu'il y a épanchement, l'angle costal est entraîné en avant, mais en même temps il se déforme et s'arrondit, ainsi que nous allons le voir bientôt.

Pour constater le déplacement de l'angle costal en avant, il y a plusieurs moyens : 1° en se servant des tracés ou figures, on peut, en rabattant le côté malade sur le côté sain, voir que la paroi postérieure du premier est relativement plus avancée; 2° on peut déterminer la position de la projection du point le plus externe de la courbe. Je n'ai pu observer que des pleurésies du côté gauche, et nous avons vu que normalement cette projection était un peu plus en avant de ce côté. Ici l'avancement est quelquefois considérable; puis nous le voyons revenir à une forme moins anormale, mais souvent avec lenteur; 3° un moyen très-simple et très-régulier de voir et de suivre les changements dans les déplacements de la paroi postérieure, c'est d'en juger par la différence avec les tracés des jours précédents; 4° enfin, quand l'angle costal est conservé sans être émoussé, on peut, en saisissant cet angle en déterminer l'orientation, ainsi que je l'ai fait dans un cas de pleurésie sèche citée aux observations.

Maintenant occupons-nous de la forme de l'angle costal lui-même, naturellement émoussé. Dans le mouvement de projection en avant, il s'est un peu élargi, mais le fait principal est *l'effacement* de toute partie anguleuse *et l'arrondissement* du côté qui s'amplifie. Pour arriver à ce résultat, il faut que l'angle costal soit tiré en avant et en même temps déformé.

Tout cela est rationnel, mais comment arriver à pouvoir le constater, puisque l'angle n'existe plus? c'est évidemment en ayant recours aux divers moyens de constater son déplacement, comme par exemple le déplacement de la paroi postérieure.

L'amplification des deux côtés par augmentation du diamètre vertébro-sternal résulte de ce que la poitrine tend à devenir circulaire. Chomel en 1829, comme nous le verrons à l'historique, insistait sur ce fait, et mesurait l'épaisseur de chaque côté. Mais remarquons que l'amplification ne se fait pas par déplacement de la paroi antérieure seule; il y a projection, en avant, de tout l'ovale, excepté le point attenant au rachis. C'est ce qu'a dit M. Woillez, et on peut le vérifier sur les figures qu'il a publiées en 1857 (*Recherches sur un nouveau moyen de mensuration dans la pleurésie*). Il suffit de remarquer que les paroi postérieure et antérieure sont, des deux côtés, plus avancées que sur une figure des jours précédents. On voit cela par transparence, et le calque permet alors de réunir les tracés en un seul dessin, ainsi que le représente la figure 6. D'après cela, les résultats de mensuration sont bien plus marqués en prenant en arrière pour point de départ les apophyses épineuses qui ne suivent pas le mouvement de projection en avant. Si on veut alors faire la part de chaque côté, au lieu de mesurer le diamètre vertébro-sternal, on mesure, comme le fait M. Woillez, les diamètres vertébro-mammaires. C'est par ce moyen que M. Woillez a pu constater le mode de développement de la poitrine dans la pleurésie : d'abord les deux côtés s'amplifient, puis, lorsqu'on arrive à un épanchement moyen, le côté malade s'accroît seul.

II. A ces amplifications par changement de forme, il faut ajouter des amplifications par changement de périmètre. Celui-ci indiquerait régulièrement l'augmentation de volume si la forme était gardée, fait qu'il faudrait toujours vérifier préalablement. L'amplification par augmentation du périmètre coïncide souvent avec les précédentes; nous avons dit en effet que la projection du sternum en avant, est suffisante pour produire le relèvement latéral des côtes. Certains changements de forme peuvent, au début, empêcher la périmétrie de fournir des renseignements exacts : c'est quand il y a une voussure qui s'efface; la disparition de la saillie, sans changer le périmètre, amène alors de l'amplification. C'est ce qui arrive, lorsque l'angle costal disparaît. La pleurésie purulente qui produit des voussures partielles (Moutard-Martin. *Pleurésie purulente*, 1872.), peut aussi influencer les résultats de la périmétrie; aussi, même en tenant compte des diamètres vertébro-mammaires et de la périmétrie, on ne répond pas à tous les détails de la question. L'expression de la surface de section en centimètres carrés, est un moyen bien plus régulier.

Pour traduire la marche de l'amplification dans le sens horizontal, on peut donc employer deux sortes de moyens : perimétrie avec diam : vertébro-mammaires, surface de section. Enfin, si on voulait tenir compte de la part de chaque côté, en cas de complication, toujours grave, du côté sain (Voir indications de la thoracentèse); on pourrait mettre en regard les courbes de variations des surfaces de ce côté et de la section totale. Au début des épanchements, M. Woillez a remarqué que le côté sain participe aussi à l'amplification. On pourra opérer quelques centimètres plus haut que l'appendice xiphoïde, car, à ce niveau plus élevé, la déformation est plus constante; c'est ce que j'ai indiqué à plusieurs endroits de ce travail.

Les inconvénients de ces moyens sont des résultats un peu longs à obtenir; et pour la pleurésie ils ne peuvent indiquer la quantité d'épanchement, car il a pu s'accumuler d'abord aux dépens de l'emplacement du poumon qui s'est rétracté. En juger par différence avec le cubage obtenu par la spiro-métrie n'est pas probable; car celle-ci ne porte que sur une partie du contenu, et il s'agit d'un rendement physiologique complexe, variable avec l'âge du sujet et peut-être ici influencée par la douleur. Enfin, la constatation de la limite de matité, pour juger de la quantité de liquide, ne serait pas un moyen aussi régulier que la mensuration horizontale d'après M. Woillez: La limite de la matité peut s'abaisser quand le poumon se déplace pour surnager, ou bien des fausses membranes peuvent empêcher le liquide de s'élever.

Ajoutons à toutes ces études sur la pleurésie que d'*autres maladies peuvent aussi produire de l'amplification*, et que le mode de développement de la poitrine peut y être analogue. Nous observerons surtout cela dans la *congestion pulmonaire*. En résumé, s'il est intéressant de connaître tous les modes d'amplification dans la pleurésie, il faut aussi savoir qu'ils ne lui sont pas exclusifs. C'est pour demontrer ce fait que j'ajouterai aux observations de pleurésies quelques observations de congestion pulmonaire que la mensuration, ou plutôt la conformation et la surface de section feront suivre pas à pas. On n'aura plus à objecter pour la congestion que le poumon est refoulé en haut pour faire place à un épanchement. Nous appliquerons encore tous ces moyens à quelques *cas difficile de diagnostic*, pour chercher quel parti on peut en tirer; c'est ainsi que nous aurons surtout à examiner une hypertrophie considérable du foie, avec dégénérescence de cet organe, etc. Chaque observation sera suivie de remarques sur la forme.

HISTORIQUE DES DÉFORMATIONS DANS LA PLÉURÉSIÈ, SURTOUT LA PLEURÉSIE RÉCENTE.

Cet historique a pour but de rendre ce travail plus complet et de permettre d'apprécier les faits nouveaux que j'y ai indiqués. Avant Laënnec, il y avait une grande confusion dans les maladies de poitrine, et la pleurésie était confondue avec la péripneunonie. Nous passerons rapidement sur cette première période, où les moyens réguliers de mensuration faisaient aussi défaut.

Hippocrate (1), 450 ans avant notre ère, reconnaissait la pleurésie à ses symptômes fonctionnels: la douleur, la dyspnée, la toux sèche ou avec expectoration sanguinolente (laquelle appartient à la pneunonie), enfin la fièvre. Pour l'empyème ou pleurésie purulente, Hippocrate était plus précis et il indiquait quelques signes physiques : il n'y a pas d'expectoration ; la fièvre redouble le soir ; s'il y a peu de liquide, il y a du bruit de flot en secouant le malade (pneumothorax) ; quand il y a beaucoup de liquide, il y a de la dyspnée, de la cyanose et de l'œdème du membre inférieur du côté malade, ce côté est bombé.

(1) Œuvres d'Hippoc. Trad. Littré. (Pleurésie et empyème.)

Arétée (1) distingue la pleurésie comme siége anatomique, en disant que c'est l'inflammation de la membrane qui tapisse les côtes ; mais il confond avec la pneumonie au point de vue des symptômes, lorsqu'il dit que dans la pleurésie l'expectoration est variable, tandis que dans la péripneumonie la toux est en général sèche.

Galien définit aussi la pleurésie par son siége anatomique, mais il lui attribue aussi les crachats sanguinolents et rouillés de la pneumonie : « Tussis « plerumque cum sputis coloratis » (2).

Telles sont les données que l'on ne fit guère que commenter dans les siècles derniers (Rivière, Sauvages, Dehaen, etc.).

Pinel, le premier, dans sa Nosographie (3), nous dit que la pleurésie produit une douleur plus vive que la pneumonie, et qu'elle s'accompagne d'une toux sèche. Rarement il y a quelques stries de sang, qui sont très communes dans la pneumonie, où l'expectoration est abondante.

Laënnec, en faisant reconnaître distinctement les maladies de poitrine sur le vivant (4), inaugure lui-même les premiers travaux réguliers sur l'inspection et la mensuration. Il constate l'amplification dans la pleurésie par l'inspection surtout ; la mensuration comparative des deux côtés lui donne des

(1) Traité des signes, des causes des maladies. Trad. Renaud. 1834.

(2) Cl. Galeni opera. Ed. Kühn, vol VIII, p. 326.

(3) Pinel. Nosogr. phil., 1813, t. II, p. 423.

(4) Laennec. Tr. d'ausc. méd., 1819.

résultats moins appréciables, ce dont nous avons l'explication en rappelant que le côté sain participe aussi à l'amplification. Dans le rétrécissement consécutif, que Laënnec décrit avec tant de soin, il y a rétrécissement en tous les sens ; l'épaule est abaissée et moins charnue; le poumon est serré par des fausses membranes dures et cet état d'affaissement ou de collapsus, où il a perdu toute force élastique de retour, est la cause de la persistance de la matité et de l'absence des bruits respiratoires, que l'on n'entend plus guère qu'au niveau de la racine des bronches (Laënnec, édit. 1837).

Chomel (1) a fait remarquer que la poitrine peut s'amplifier en prenant une forme plus arrondie. On peut suivre ces modifications par la mensuration du diamètre antéro-postérieur. Chomel, en employant deux plaques mobiles le long d'une règle graduée, a pu constater qu'un rétrécissement disparaissait quand l'épanchement n'avait été ni très-abondant ni très-prolongé. Quand un côté a cessé de fonctionner, il a constaté que l'autre augmentait quand il y avait respiration supplémentaire; ce fait est cité pour un pneumothorax dans *Lanc. fr.*, 1831. Les modifications du diamètre antéro-postérieur serviront surtout à étudier les changements qui s'effectuent sur une même personne (Corbin, *Gaz. méd.*, 1838, 3 mars).

M. Woillez a publié une série de recherches sur la pleurésie. En 1835 (thèse) et 1838 (*Recherches sur*

(1) Chomel. Lancette française, 1829, 5 mars.

l'inspection) il a signalé dans la pleurésie trois périodes : 1° Le liquide s'élève en lame mince ; puis, en vertu de la rétractilité du poumon, il s'accumule en le refoulant, surtout à la partie inférieure, sans produire d'amplification ; 2° la rétractilité cessant de se manifester, le liquide prend un niveau dont la limite est nette ; quelquefois celle-ci descend, le poumon venant surnager ; les espaces ne sont plus déprimés et il y a amplification ; 3° rétrocession quelquefois suivie de rétrécissement.

En 1856 (Mémoires de la Société d'obs.), M. Woillez indique par la mensuration du périmètre total l'amplification *congestive* des deux côtés dans les *maladies fébriles*, *même non thoraciques*. Elle est très-marquée dans la bronchite ; il y en a moins dans la pneumonie, et surtout la pleurésie (où, après le 15e jour, il n'y a plus à tenir compte que de l'épanchement. Woillez, Dict. de diagn. méd.).

En 1857 (1), M. Woillez propose de faire la mensuration avec un cyrtomètre déjà décrit, pour juger de l'amplification et guider les indications de la thoracentèse. Ses conclusions sont les suivantes (p. 45) : dans les trois quarts des cas, il y a amplification par projection de l'ovale en avant ; par la mensuration des diamètres vertébro-mammaires, il est facile de la constater et aussi de comparer les changements des deux côtés ; dans les cas où la poitrine ne s'arrondit pas, alors le périmètre augmente. Il faut, en un mot, tenir compte de ces deux sortes de données

(1) Woillez. Nouveau procédé de mensuration dans la pleurésie. 1857.

que le cyrtomètre permet de mesurer, diamètres vertébro-mammaires et périmètre. L'instrument donne de plus la configuration de la coupe de la poitrine, et on peut comparer les tracés faits à plusieurs jours de distance. Je ferai remarquer, en terminant, que plusieurs figures examinées dans l'ouvrage de M. Woillez ne m'ont pas permis d'y retrouver certains caractères que j'ai étudiés. Cela tient-il à ce que M. Woillez a pris ses tracés à la partie inférieure du sternum; à ce qu'il a opéré avec un instrument différent et sur le malade couché, position où le liquide agit plus fortement par son poids sur le paroi postérieure? En attendant des réponses à ces questions, cherchons plutôt à allier toutes ces données qu'à les opposer les unes aux autres.

Aux âges extrêmes, on voit aussi la pleurésie présenter des amplifications et des rétrécissements; soit chez les enfants (Baron, thèse, 1841; *Traités* de Rilliet et Barthez, Bouchut; *Recherches sur les maladies de l'enfance* de H. Roger, 1872); soit chez les vieillards (Durand-Fardel, *Traité des maladies des vieillards*).

Les modifications du *diamètre vertical* ont été indiquées par Laënnec dans le rétrécissement de la poitrine. Quand il y a amplification, ce diamètre augmente lorsque le diaphragme et le foie sont refoulés. Pour constater ces modifications régulièrement, M. Gueneau de Mussy (*Cl. med.*, 1874, t. I, p. 639) fait remarquer que le diaphragme entraîne la douzième côte, qui se rapproche alors du bassin et du rachis. C'est d'après ce déplacement qu'il juge du diamètre vertical. Par ce moyen, il a pu faire le diagnostic d'un kyste du foie, qu'on avait pris pour une pleurésie. S'il y avait scoliose rachitique, il faudrait en tenir compte, car elle relève les côtes du côté de sa convexité.

Enfin remarquons que dans le pneumothorax avec persistance d'une fistule il ne peut y avoir, dit M. Béhier (*Conf. de clinique med.*, 1864, p. 404), une dilatation réelle; mais seulement une absence de retrait expiratoire, car l'air ne peut sortir en totalité. Dans ce cas ce n'est donc que pendant l'expiration que le côté malade est plus volumineux. La poitrine est de ce côté dans la position d'une inspiration persistante; il n'y a pas ici, de force expansive qui puisse le dilater au delà, a dit de Castelnau (*Arch.*, 1841). Dans tous ces cas, on n'observe pas de déplacement du cœur ni du foie.

REMARQUES SUR DEUX FAITS OBSERVÉS INCIDEMMENT PENDANT MES RECHERCHES.

§ I.

Distinction à établir entre les vibrations de la voix perçues par l'auscultation et par la palpation.

Dans la pleurésie la palpation fait constater une absence complète des vibrations de la voix, lorsqu'elles ne sont qu'affaiblies à l'auscultation. Après la résolution de l'épanchement, les vibrations ont reparu depuis longtemps à l'auscultation, tandis que par le palper on les perçoit à peine. Dans les observations on trouvera souvent cette distinction établie. Ajoutons que M. Peter, dans sa clinique, a fait remarquer que près du rachis on peut percevoir par le palper des vibrations transmises et venant de l'autre côté.

Je n'ai pas fait sur cette question incidente des recherches historiques suffisantes pour savoir si elle a déjà été indiquée. En tout cas j'ai cru bon de la signaler en passant.

Remarquons à ce sujet que dans le bois nous obtenons un fait analogue. Le bois transmet très-bien à l'oreille la moindre vibration, et le palper ne les constate pas. Pour que le palper puisse apprécier les vibrations dans les corps solides, il faut que ces vibrations soient assez étendues. Quant à la différence qui existe pour la poitrine elle tient peut être à certaines modifications dans l'élasticité costo-pulmonaire, mais peu importe l'explication qu'on veuille bien donner à ce fait, il existe certainement.

§ II.

Tintement métallique en rapport avec les battements du cœur.

Ce tintement fut entendu du coté gauche, il prit ensuite le rhythme de la respiration. Pendant quelques jours il y eut aussi du tintement au sommet droit. (V. obs. IV).

Voici quelques autres exemples analogues : M. Barth a signalé, chez un pleurétique, du frottement précordial en rapport avec les battements cardiaques; on aurait pu le prendre pour du frottement de péricardite. Puis il a observé du tintement métallique après le premier bruit du cœur, qui venait peut-être frapper sur un corps solide (*Union médicale*, 1850) — Mr Béhier cite trois autres cas observés par MM. Labé, Beau, et Gairdner (*cl. méd.*, 1864, p. 427) — M. Choyau (thèse 1869) rapporte des exemples analogues à ceux de M. Barth; à la page 23 nous trouvons un cas de tintement en rapport avec les battements du cœur; M. Potain expliqua ce fait, recueilli dans son service, par une bulle venant éclater à l'orifice d'une fistule que l'autopsie a démontrée. — On peut encore entendre des bruits métalliques cardiaques tout différents du tintement (Barth et Roger, *Tr. d'ausc.*, 1870, 223), M. Bouillaud a signalé ces bruits dans les palpitations et la pericardite (Woillez *Diag. méd*).

Un mot sur les diverses origines du tintement métallique. Laënnec l'attribuait au frémissement de l'air venant se briser sur la surface du liquide, et quelquefois à la chute d'une goutte de ce dernier lorsque le malade s'asseyait sur son lit. Puis on a dit qu'une bulle de gaz, montant à la surface, venait y éclater (Dance, Beau). M. de Castelnau a démontré que du râle amphorique peut se passer à l'orifice de la fistule enduit de liquide visqueux. Enfin M. Skoda insiste surtout sur la présence d'une cavité où tous les bruits peuvent venir résonner (ou consonner) avec un timbre métallique. On peut ainsi avoir du tintement métallique par écho de la voix ou d'un râle bronchique, dont les vibrations arrivent par la fistule; mais il est, dans la plupart des cas, produit par la consonnance d'un râle intense voisin, sans qu'il y ait fistule (Skoda, *Tr. d'ausc.* 1854, p. 184-186).

M. le Pr Béhier (loc. cit.) a cherché à appuyer la théorie de Skoda par l'expérience suivante : il a pris pour cavité un ballon en caoutchouc qui rend un son à timbre métallique lorsqu'on le jette sur le sol; il l'a placé sur de l'eau de savon et ausculté, pendant qu'on produisait au-dessous des bulles d'air avec un chalumeau. — J'ai répété cette expérience et j'ai trouvé que l'éclat des bulles se faisait seulement avec un timbre un peu plus clair, mais non comparable aux manifestations si évidentes du tintement métallique. J'ajoute : 1° que j'ai obtenu un petit bruit qui s'en rapprochait d'avantage en grattant d'une façon saccadée la surface du ballon. Il est possible d'admettre de même des *frottements pleuraux*. 2° Je continuai l'expérience en mettant le liquide à l'intérieur, en petite quantité. Pour tendre le ballon je le pinçai en deux endroits à sa partie inférieure ; alors le faisant osciller, j'entendis seulement un petit bruit clair et métallique, dû à de petites *fluctuations partielles*.

Ne peut-on admettre le même fait pour la poitrine, lorsque du liquide animé d'un mouvement excursif d'aller et retour passe à travers des endroits rétrécis, et heurte contre des surfaces inégales ou des fausses membranes? c'est encore possible.

En conclusion, ces résultats expérimentaux étant obtenus, leur existence sur des personnes atteintes de pneumothorax reste insuffisamment démontrée. Chaque théorie ne peut servir à expliquer qu'un certain nombre de faits, disent MM. Barth et Roger dans leur traité d'auscultation.

OBSERVATIONS.

Certaines affections du foie pouvant faire croire à une pleurésie, j'ai ajouté aux observations deux faits d'hypertrophie de cet organe. J'ai aussi rapporté quelques résultats obtenus dans le pneumothorax et la congestion pulmonaire. — Enfin des remarques sur la conformation sont placées à la suite de chaque observation.

OBSERVATION I. — Pleurésie gauche. — Thoracentèse.

Au n° 31 de la salle Saint-Paul est entré, le 12 décembre 1873, le nommé Anthiaume, âgé de 38 ans, jardinier. Pas de rhumatisme antérieur. Traces de ventouse scarifiées appliquées il y a plusieurs années sur le côté gauche, à la suite d'une contusion.

Vingt jours avant son entrée, il éprouva une grande lassitude, sans avoir subi aucun refroidissement. Le lendemain il continua ses occupations, et dans la journée se déclarèrent des frissons qui se sont répétés pendant quatre à cinq jours. Dans la même journée survint une toux sèche et, la nuit suivante, des sueurs abondantes le forcèrent à changer plusieurs fois de linge. Ces sueurs ont cessé avec les frissons, mais il a toujours persisté un peu de moiteur de la peau. Cinq jours avant son entrée, le malade a éprouvé de la douleur dans le côté gauche. Elle s'étendait en avant, depuis le haut jusqu'en bas de la poitrine, puis aussi latéralement dans l'aisselle; enfin elle suivait en bas les attaches du diaphragme jusqu'à la colonne vertébrale. Avec la douleur est survenu un peu d'oppression ; le malade dit qu'il dormait également bien couché d'un côté ou de l'autre.

Le jour de son entrée, il a fait deux lieues à pied pour venir à l'hôpital, 12 décembre.

13 décembre. Il existe encore des symptômes précédents :

de la toux sans expectoration, de la moiteur, de l'oppression, et enfin un peu de douleur à la partie antérieure quand le malade tousse. La toux revient par petits accès, de une minute, cinq ou six fois le jour, et autant de fois la nuit. Il y a 24 Resp. par minute, 96 puls.; 38°,2 Temp. axillaire (et 38°,5 Temp. rectale). Ajoutons encore un peu de céphalalgie frontale, un peu de perte de l'appétit, mais l'état de la langue est normal.

Par l'inspection on constate que les creux sus et sous-claviculaires sont conservés. Les mouvements de totalité de la poitrine se font semblablement des deux côtés, mais le mouvement ondulatoire des intercostaux a disparu du côté gauche.

Du côté droit, sonorité et bruits respiratoires normaux.

Du côté gauche, il y a de la matité absolue en avant et en arrière, excepté dans la fosse sus-épineuse. Par l'auscultation on constate, en avant, de l'absence du murmure respiratoire; celui-ci n'est entendu que très-faiblement dans l'aisselle; enfin, en arrière, il n'est plus perçu à la partie inférieure, il est très-faible à la partie moyenne, et à la partie supérieure la respiration est un peu soufflante. Les vibrations de la voix ne sont *nulle part appréciables à la palpation*; mais par l'auscultation on les entend dans l'aisselle et dans les deux tiers supérieurs en arrière; dans le tiers inférieur et sur la paroi antérieure elles sont absentes.

Le cœur est entendu à 3 centimètres du bord droit du sternum. Les battements de la pointe ont lieu à 2 centimètres en dedans du mamelon.

D'après les signes précédents la thoracentèse fut décidée, et pratiquée avec un trocart ordinaire garni de baudruche (appareil Reybard). Du liquide de couleur citrine s'écoula lentement, on en obtint un litre un quart. Après quinze minutes il était déjà pris en caillot, et le lendemain celui-ci était très-cohérent, occupant presque toute la masse.

Après la ponction le malade fut un peu soulagé. La température rectale était plus élevée de 0°,1; le bruit respiratoire et la résonnance de la voix ont reparu partout à l'auscultation, seulement plus faiblement à la base et en arrière. Le soir, Temp. axillaire, 39°.

14 déc. La soif a beaucoup diminué; un peu de sueur pen-

dant la nuit. La peau est chaude et sèche. 92 P.; 37°,5; 24 R. La douleur existe encore un peu à la partie antérieure, l'oppression a diminué, il n'y a eu que deux accès de toux depuis hier.

Les mouvements sont semblables des deux côtés. Du côté gauche, rien d'anormal aux parties antérieure et latérale, ni au sommet à la partie postérieure; mais en arrière dans les trois quarts inférieurs on constate de la matité qui est absolue en bas, du souffle à l'expiration et en bas de l'absence presque complète de tout bruit; il y a aussi à la base absence des vibrations à l'auscultation et à la palpation.

Prescription d'une potion au sirop de tolu.

Le 15 Même état; le cœur est toujours déplacé.

Le 16. *Expectoration muqueuse* en petite quantité, perte d'appétit, état suburral léger, constipation. L'oppression a disparu, R. 22; P. 80; T. 37°9. Le cœur bat maintenant un peu en dedans du mamelon.

Le 17. Oppression assez forte, douleurs aux attaches du diaphragme, 300 gr. d'expectoration albumineuse par état congestif (V. *Arch.* 1873, août et octobre; Terrillon, de l'expector: album. 1873. etc). Elle est rejeté sans effort. Même état du côté gauche, râles ronflants à la base du côté droit. Prescription de 4 ventouses scarifiées et suppression du sirop de tolu.

Le 18. L'expectoration continue, il y a de l'enrouement, le malade dit avoir eu plusieurs accès d'oppression, R. 24; P. 76. Même état des voies digestives.

Du côté gauche on constate encore les mêmes signes que le 14 et, de plus, on entend dans l'aisselle et à la partie antérieure du *frottement râle*, analogue à du râle sous-crépitant éloigné, discret et en série régulière, à l'inspiration et un peu à l'expiration. A la base et en arrière, les vibrations ne sont plus qu'affaiblies à l'auscultation, mais non perçues à la palpation.

Le 19. Même état; toutefois il y a en arrière, à la partie moyenne, quelques frottements à l'expiration.

Le 20. La toux et l'expectoration ont diminué.

Le 22. Oppression légère, douleur passagère; il n'y a plus que 50 gr. environ d'expectoration albumineuse.

Le 23 et 24. Même état local.

Le 26. Disparition de l'expectoration albumineuse. Il y a quelques crachats muqueux.

Le 29. Un peu d'expectoration muqueuse épaisse. Etat normal du côté droit. Du côté gauche, en arrière, matité dans les deux tiers inférieurs; à la base, respiration très-faible et frottements fins à l'inspiration; il y a encore un peu de frottement saccadé sur le côté.

Le 6 janvier 1874. L'appétit est bon, il n'y a presque plus d'oppression ; encore quelques crachats muqueux. Du côté gauche et en arrière, il y a de la submatité dans la moitié inférieure, où le bruit respiratoire est encore un peu affaibli ; le retentissement de la voix y est aussi moindre, surtout à la palpation.

Quelques jours après le malade sort guéri.

En résumé. — Pleurésie gauche. Thoracentèse 3 semaines après le début (13 déc.). Retour immédiat de la respiration. Le 16, expectoration albumineuse qui a duré huit jours; le 18, frottements, râles. L'amélioration a été graduelle.

Remarques sur la conformation. — Examinons d'abord chaque fait successivement. Le 13 déc., avant la ponction, il y a scoliose légère des six premières dorsales, à concavité à

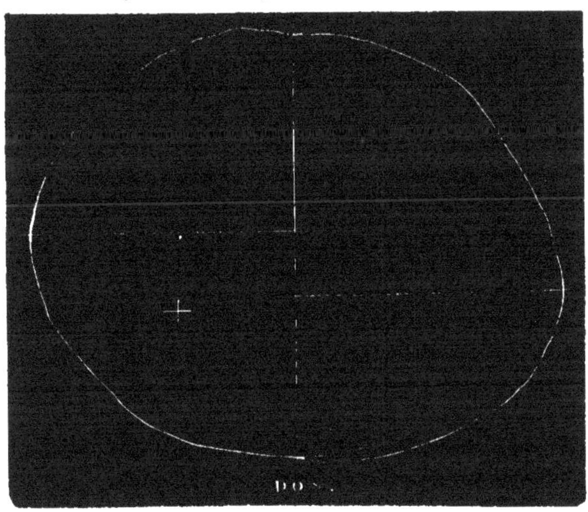

Fig. 3.

gauche. Indice 115,5 (280-242). Arrondissement du côté gauche, au palper bi-manuel et sur le tracé; la paroi postérieure est portée en avant, la partie la plus externe de la courbe se projette vers le milieu de la ligne vertébro-sternale On peut voir cela sur les figures 3, prise à demi-hauteur du sternum, et 4, prise à sa partie inférieure. Le signe + y indique le côté malade que nous avons rabattu et ponctué sur le côté sain. — 14 déc. Persistance de la scoliose, indice 120, tracés très-peu différents. — 29 déc. Symétrie à peu près complète au palper, asymétrie moindre sur les tracés. Indice 119

Fig. 4.

6 janvier 74. La symétrie des tracés est rétablie pour la partie inférieure; à moitié du sternum (fig. 5) il y a un peu d'asymétrie. L'indice 126 (282-223) indique un aplatissement relatif par suite de son élévation.

Passons à la comparaison des figures extrêmes 3 et 5, représentée figure 6 : 1° on peut voir qu'il y a un énorme retrait, avec recul de la paroi antérieure qui s'est rapprochée du rachis ; on peut mesurer ce changement par le diamètre vertébro-sternal, vertébro-mammaire, et moins bien par l'indice, car la paroi postérieure a reculé de chaque côté du rachis; cependant on voit ici que de 115 il a monté à 126; 2° il y a, comme nous venons de le dire, recul de la paroi postérieure ; l'aire de la figure a gagné en arrière en perdant en avant. C'est pour éviter de tenir compte de ces défalcations que nous exprimerons l'aire en centimètres carrés. Nous verrons que pendant l'amplification on a un effet inverse, et que la poitrine est moins ample en arrière. En un mot, *on peut être tenté de croire que l'amplification se fait sur tous les diamètres;* c'est là une erreur, car pendant l'amplification la poitrine perd en arrière et inversement pendant l'amoindrissement. La surface gagne d'un côté pendant qu'elle perd de l'autre, mais les

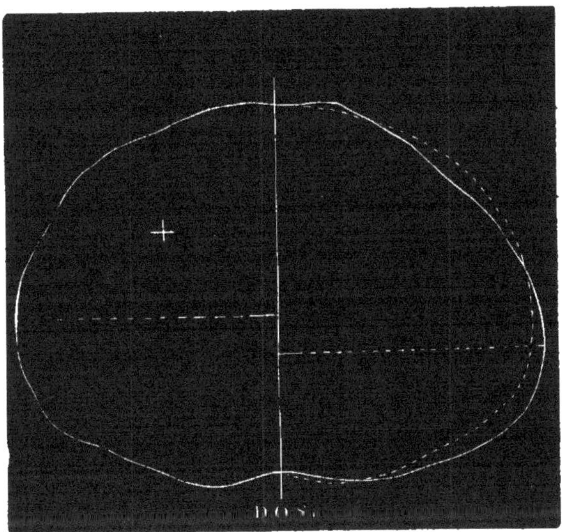

Fig. 5.

modifications à la partie antérieure importent surtout.

Variations de l'étendue de la section : 1° prise à la base : le 13 déc., avant la ponction, 496 cent. carrés, — le 14, 484, — le 18, 480, — le 19, 496, — le 29, 473, — le 6 janvier, 473; — 2° pour la section à moitié du sternum : le 13 déc., 480, — le 14, 496, — le 29, 473, — le 6 janv., 424.

Obs. II. — Pleurésie avec épanchement léger du côté gauche.

Au n° 9 de la salle Saint-Paul est entré, le 29 décembre 1873, le nommé Bauband, âgé de 16 ans, employé chez un marchand de vins. Constitution délicate, pas d'antécédents héréditaires de phthisie bien déterminés (son père est aliéné) pas d'hémoptysie, de palpitations, d'amaigrissement; pas de rhumatisme antérieur.

La maladie a débuté douzejours avant son entrée à l'hôpital. Le malade, après avoir eu ses vêtements mouillés s'est refroidi, 20 décembre. Bientôt il éprouva de la douleur à la partie inférieure de la poitrine. Il n'a pas eu de frissons. Le 26 décembre est survenu de la toux sèche. Enfin, le malade rapporte qu'avant son entrée il avait de l'insomnie, de la perte d'appétit et de la soif vive.

31 décembre. La douleur a disparu, il y a de l'oppression légère, de la toux sèche venant surtout la nuit; mais le sommeil est revenu; R., 30; P. 112; T. A. 36°5; la langue est un peu blanche et sèche.

Les mouvements respiratoires s'exécutent également des deux côtés. Il n'y a pas de déviation de la colonne vertébrale.

Du côté gauche on constate, en arrière, dans les deux tiers inférieurs, jusqu'à 5 centimètres au-dessus de l'angle inférieur de l'omoplate, de la matité et de la perte d'élasticité presque complètes. En avant, sous la clavicule, de la sonorité tympanique, non variable avec l'ouverture et la fermeture de la bouche. Dans la moitié inférieure de la poitrine, en arrière et sur le côté, on perçoit à peine le bruit respiratoire; plus haut la respiration est soufflante. En avant on l'entend plus intense qu'à l'état normal. Les vibrations de la voix sont amoindries à l'auscultation en arrière, dans la moitié inférieure; puis au-dessus, dans une zone de 8 cent. de hauteur, il y a de l'égophonie.

Du côté droit la sonorité est normale et il y a de la respiration supplémentaire.

Prescription : 1 portion.

Le 2 janvier 1874. L'oppression a augmenté; R. 32, T. 36°, 88 P. Mêmes signes du côté gauche, avec une limite supérieure un peu plus élevée. *L'égophonie est des plus manifestes.*

Prescription de 15 ventouses sèches.

3 janvier. Respiration plus facile, 20 Resp. Quelques crachats de bronchite. Mêmes signes localement et en arrière; à la partie moyenne, du souffle rude, peu intense.

Le 4. L'amélioration continue pour l'état général.

Le côté gauche présente en avant de la respiration supplémentaire comme le côté droit, il y a encore de la sonorité tympanique. — En arrière au sommet, il y a de la submatité et de l'expiration prolongée que M. Lasègue attribue à la pleurésie. Remarquons que dans la fosse sous-épineuse du côté droit, on a aussi de l'expiration prolongée dans un espace de 5 cent. de diamètre. Du côté gauche, dans le tiers moyen, même souffle voilé et égophonie. A la partie inférieure, absence presque complète du bruit respiratoire, et des vibrations de la voix qui sont absentes à la palpation dans les deux tiers inférieurs.

La limite de la matité peut être remarquée : elle passe au-dessus de l'angle de l'omoplate, descend à droite et à gauche, puis se prolonge sur le côté en descendant encore un peu.

Le 5. Il y a diminution de l'expiration prolongée aux sommets.

Le 6. Cela n'existe plus.

Le 7. Elle reparaît avec un caractère soufflant. Dans le tiers moyen, le souffle est moins rude et il est entendu jusqu'en bas ; de plus il y a quelques râles humides et, dans le tiers inférieur, quelques frottements à l'inspiration. Egophonie à la partie moyenne dans une grande hauteur. La toux est plus fréquente, l'oppression a augmenté ; 32, Resp. 88 puls.

Le 9. La toux et l'oppression ont diminué ; égophonie à la partie inférieure et broncho-égophonie jusqu'au sommet.

12 janvier. Même état local.

Le 20. L'expiration prolongée existe seulement du côté droit ; du côté gauche, il y a encore, à la partie moyenne, du souffle rude et de la broncho-égophonie légère ; à la base quelques frottements. Prescription : 3 portions, vin de quinquina.

Le 26. La toux et l'oppression ont disparu. Il y a encore un peu de sonorité tympanique sous la clavicule et, en arrière, de la matité, au sommet et dans le tiers inférieur. Les vibrations de la voix sont presque normales à l'auscultation, mais n'ont pas reparu à la palpation. Pas de déviation du rachis. Epaules au même niveau.

En résumé. Le 31 déc. épanchement léger du côté gauche. Il augmente un peu le 2 janvier.

Le 4. Même état et expiration prolongée aux deux sommets, ne persistant ensuite qu'au sommet droit.

Remarques sur la forme.— Le 31 déc. Le côté gauche semble un peu plus arrondi au palper et le tracé pris à 1|2 sternum indique une symétrie presque complète, en rapport avec cette donnée du palper (fig. 7, no 1). Indice des plus élevés dont nous

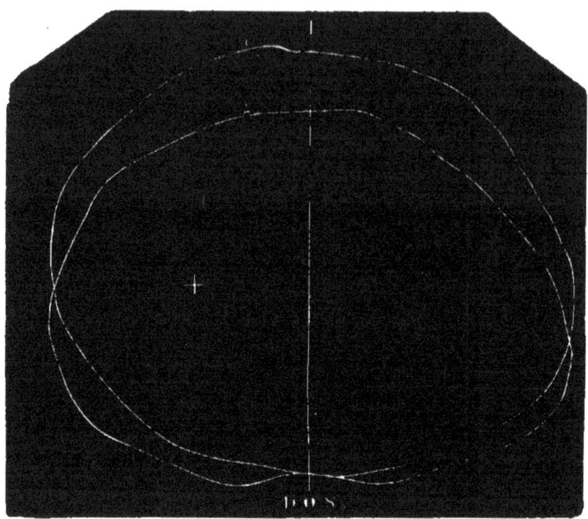

Fig. 6.

parlerons à la phthisie, 161 (270-167). Un peu d'asymétrie pour le tracé pris à la base.— 4 janvier, les tracés ont augmenté de 4 mill. en avant et la symétrie s'est rétablie pour le tracé à la base, où il y a des influences en dehors de l'épanchement. Pour le tracé pris à 1|2 sternum (fig. 7, n. 2), l'amplification s'est faite des deux côtés également, c'est ce que M. Woillez a déjà fait remarquer pour des épanchements peu abondants. — L'indice a évidemment baissé, il est devenu 144 (26-18).

Le 10 janvier, il y a eu retour en arrière de la partie antérieure, peu marqué à la base, très-prononcé à demi-sternum. Ce retour s'est surtout opéré du côté droit dont la paroi postérieure a aussi reculé (fig. 8). 152, (263, 173).

Le 26, il y a eu un peu de diminution en largeur et en épaisseur et l'indice a peu changé, 151 (250-165).

Variations des surfaces de section : 1° à demi sternum, le 31 décembre, 336 cent. carrés; le 4 janvier, 360; le 10, 320; le 26, 320; 2° pour la base, aux mêmes dates, on a la série 336, 352, 336, 328. Les courbes synoptiques correspondantes sont un peu différentes pendant la décroissance.

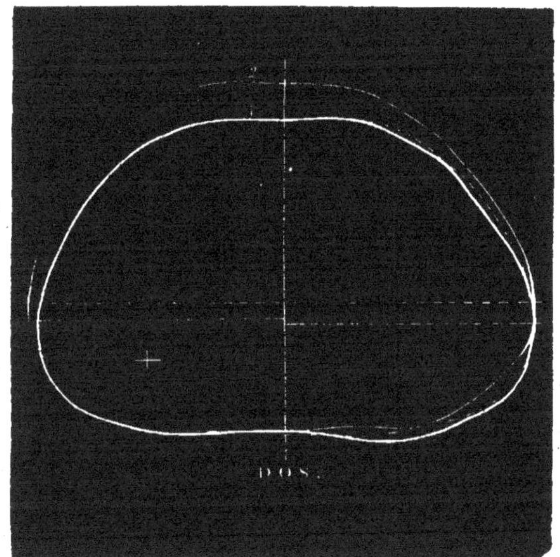

Fig. 7.

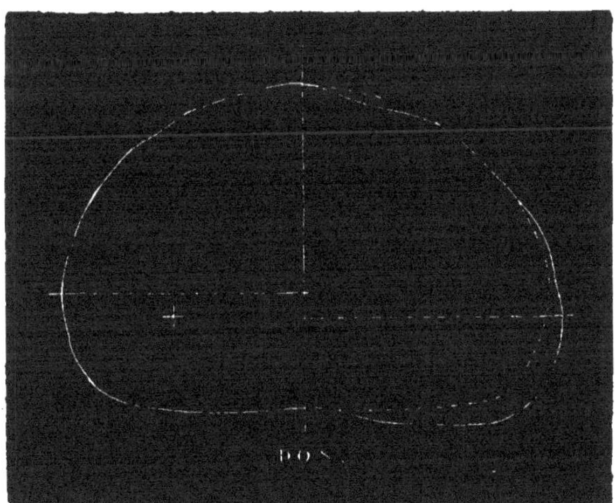

Fig. 8.

Obs. III. — Pleurésie sèche à gauche et pleurodynie.

N° 16, salle Saint-Paul. Le malade agé de 48 ans, est fort et robuste; il exerce la profession de corroyeur. Il a eu une pneumonie à gauche, il y a sept ans.

Le 12 janvier 1874, il fit un déménagement, fut longtemps en transpiration et se refroidit. Le jour même il eut un point de côté, de la douleur dans les épaules et des frissons avec sensation de froid et tremblement. La douleur augmenta les jours suivants et les frissons se répétèrent, une heure chaque jour, jusqu'au 20 janvier.

Le 21. La douleur a des localisations multiples : 1° Au côté gauche et à la base de la poitrine, d'où elle descend, prenant aussi la région lombaire. Elle vient par crises de une à deux minutes, chaque quart d'heure; les mouvements les rendent cinq ou six fois plus fréquentes. Pendant ces crises la percussion n'est pas tolérée; le malade ne peut se coucher sur le côté gauche. 2° les muscles de l'épaule sont douloureux quand le malade lève le bras, et les muscles du cou quand il fait balancer la tête. Les sterno-mastoïdiens le sont un peu à la pression; on y développe de la douleur, ainsi que dans l'articulation sterno-claviculaire, en les tiraillant; cette articulation est très-sensible à la pression. La douleur porte aussi aux articulations des côtes avec le rachis. Notons que dans la *pleurésie diaphragmatique* on trouve 3 de ces foyers douloureux : au cou, à l'épaule et aux attaches du muscle.

Pas d'oppression, un peu de toux avec expectoration visqueuse, pas de céphalalgie, pas d'insomnie, sueurs fréquentes depuis le début, langue humide légèrement blanche, appétit normal, constipation depuis trois jours. P. 62, R. 24.

Du côté gauche, il y a peut-être un peu plus de rigidité pendant les mouvements; peu de différence dans la sonorité des deux côtés. On entend partout le murmure vésiculaire, mais en arrière et en bas, on perçoit des frottements aux deux temps de la respiration. En cet endroit les vibrations de la voix ne sont pas perçues à la palpation et sont très-nettes à l'auscultation.

Prescription. 2 portions; injection morphinée; tisane gommée. Un purgatif a été pris le matin.

Le 24. Les douleurs exacerbantes continuent; les sueurs n'ont pas reparu. Du côté droit, respiration supplémentaire;

du côté gauche, même état. Deuxième injection morphinée. Le 25, 24 ventouses sèches.

Le 30. Frissons suivis de sueurs pendant la nuit; la constipation continue. Du côté gauche et à la base il y a des frottements, et un peu plus haut l'expiration est légèrement soufflante. Dans la moitié inférieure, les vibrations ne sont pas appréciables au palper, tandis qu'à l'auscultation il y a bronchophonie légère, confuse et saccadée (broncho-égophonie légère).

Le 31. Même état de la douleur. 68 pulsations. Il n'y a plus de matité et la respiration est entendue semblablement des deux côtés. Il y a encore en arrière, à la partie moyenne, quelques frottements à l'inspiration et l'expiration est un peu soufflante.

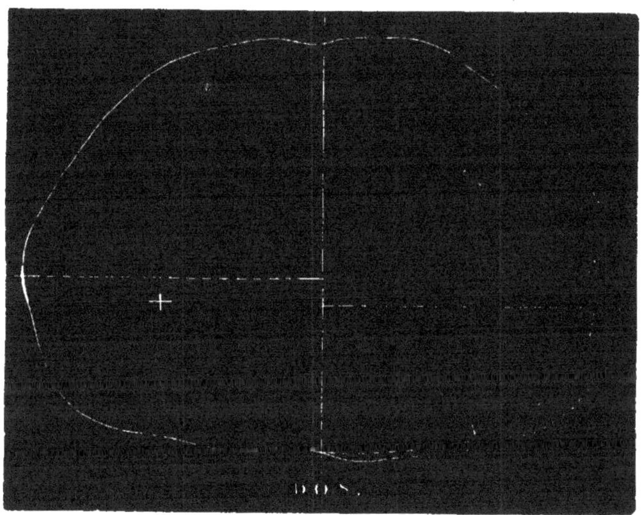

Fig. 9.

1 février. 4 ventouses scarifiées; le 2, la douleur des lombes est un peu calmée à la suite de cette application. 3 portions. Le malade sort cinq jours après.

En résumé, pleurésie sèche ou avec épanchement minime, où l'élément douleur domine. Le 30 janvier seulement, il y eut un peu d'égophonie légère.

Remarques sur la forme pour le 21 et le 30 janvier, où les indices étaient 134 (315-235) et 127. — Du côté gauche, il y a un peu d'avancement de la paroi postérieure et de la partie la plus externe de la courbe. La figure 9, prise à demi-sternum nous montre de plus un aplatissement très-notable, révélé par l'inspection. (Le tracé pris à la base est plus courbe et suit à peu près la direction que j'ai représentée par AB.)

L'angle costal n'étant pas ici arrondi, j'essayai d'en déterminer le déplacement par le palper. Je saisis l'angle costal à droite avec les deux mains, j'orientai à peu près symétriquement le palper pour le côté gauche et j'éprouvai une sensation d'étonnement en ne trouvant que du vide. La quantité dont il me fallut tourner put me représenter le déplacement de l'angle. Je fis constater à M. Lasègue le résultat de cette mise au point du palper et il trouva aussi ce que je viens d'indiquer. (Je ne puis aujourd'hui apprécier l'emploi de ce moyen).

Obs. IV. — **Pneumothorax gauche, tintement en rapport avec les battements du cœur.**

Au nº 28, salle Saint-Paul, est entré, le 20 décembre 1873, le nommé Lassalle, garçon marchand de vins, âgé de 27 ans. Ses parents ont une bonne santé. Il a depuis longtemps des sueurs nocturnes, mais il est bien portant habituellement. En 1869, il a rendu des caillots de sang à la suite d'une contusion sur le côté gauche; pas de fractures de côtes.

Depuis le mois d'octobre, il a de la toux avec expectoration abondante striée de sang, de la perte des forces et de l'amaigrissement. Le 1er déc., apparition d'un point de côté sous le mamelon; il dura jusqu'au 10, où le malade s'appliqua un vésicatoire; nulle sensation de craquement. Le 7 déc. survint de l'oppression qui fit des progrès et a persisté. Le 12, diarrhée et soif vive. Le 16, inappétence et vomissements. Le 18, l'expectoration devint moins abondante. Le 20, la voix s'éteignit.

Le 21. Aphonie presque complète, oppression forte, R. 28, toux avec 50 gr. d'expectoration muqueuse striée de sang; douleur de côté passagère. Persistance de la soif, inappétence, vomissement et diarrhée quatre ou cinq fois par jour. Pas de céphalalgie; P. 112; face pâle et amaigrie.

Sur tout le côté gauche, on entend faiblement la respiration; elle est amphorique, il y a du tintement métallique très-manifeste. En arrière, dans les deux tiers inférieurs et aussi sur le côté, diminution de la sonorité et de l'élasticité (qui sont normales en avant); les vibrations sont faiblement perçues à l'auscultation et sont nulles au palper; (à cause de l'aphonie, le malade ne peut donner que des sons vocaux très-isolés). Ajoutons qu'il y a du bruit d'airain, et pas de bruit de fluctuation.

A droite, sonorité un peu augmentée; respiration supplémentaire un peu rude et un peu ronflante. En arrière et dans la moitié supérieure, il y a de la matité; des râles sous-crépitants discrets et lointains (frottements?) et de l'expiration prolongée, au sommet.

Les battements de la pointe du cœur sont peu appréciables.

Le 22, le malade a été agité pendant la nuit; il a de la soif vive et de l'inappétence. 100 pulsations (voir à la fin les températures). En arrière, le tintement est devenu plus rare à la partie supérieure; dans la moitié inférieure, respiration amphoro-métallique.

Le 23. Localement, les changements qui se sont opérés sont les suivants pour le côté gauche : on entend partout la respiration amphoro-métallique, le tintement est encore entendu à la partie inférieure, sur le côté et en arrière; tandis qu'en haut on entend des craquements et un peu de tintement métallique rare. (Remarquons ainsi que le tintement n'est pas identique en tous les points). Un peu de fluctuation à la suite d'une forte succussion.

Délire pendant la nuit (le malade voulait s'en aller). P. 120. R. 30; langue normale. Diarrhée depuis son entrée, pas de météorisme, ni gargouillement à droite, ni taches rosées. Epistaxis le soir.

Le 24. Délire la nuit, un peu d'oppression et de toux, 116 p.; respir. supplémentaire à droite; à gauche et en avant, respiration amphoro-métallique à l'expiration, pas de tintement; sur le côté, respiration amphoro-métallique et tintement très-net; en arrière, tintement rare dans les 2/3 supérieurs; resp. A. mét. et voix un peu amphorique dans le tiers moyen. Enfin, à la base, respiration et vibration affaiblies à l'auscultation. De plus, on constate en cet endroit du tintement gros, éclatant, répété, régulièrement espacé; il y en a 120 par minutes, comme pour les pulsations comptées à ce moment. Le malade, étant placé sur le ventre, le tintement disparaît à la partie postérieure.

Le 25. Délire moindre, expectoration muqueuse, striée de sang, flux hémorrhoïdal avec la diarrhée. On constate sur la partie antérieure et latérale du côté gauche trois tintements également espacés à chaque *expiration*.

Le 26. Nuit assez calme, 104 p. Du côté gauche, en arrière,

il n'y a plus que de rares tintements ; à la base du poumon, on entend de la resp. A. métal. et des frottements à l'inspiration

Du *coté droit*, l'inspiration est rude. Sous la clavicule, il y a du tintement (je rappelle qu'au début il y avait des râles au sommet).

Le soir, l'agitation et l'oppression augmentent, la peau est moite. 40 R., 104 P.

Le 27. L'agitation et l'oppression ont disparu. 116 P., 32 R. Le tintement sous la clavicule a descendu sur une étendue de 12 centimètres. — Prescription : Pendant les huit jours précédents, 1 portion, bouillons, potages, sp. tolu, vin quinq.

Le 29. 112 p., expectoration moins abondante, disparition du tintement à droite ; du côté gauche, resp. A. métal. en avant et en arrière. En arrière, craquements humides au sommet, affaiblissement de la respiration à la base, enfin submatité très-inégale, indiquant la présence de fausses membranes.

1er et 2 janvier 1874. Il y a toujours des sueurs de six à neuf heures du soir, de l'insomnie et de l'aphonie.

Le 3. Peau chaude et sèche ; 108 p. ; à gauche affaiblissement des mouvements à l'inspection ; même état à l'auscultation ; à droite, respiration supplémentaire, et au sommet en arrière expiration prolongée et un peu de matité.

Le 5. Oppression légère et un peu de toux ; 100 p.

Le 9. La toux est revenue fréquente, avec 150 gr. environ d'expectoration diffluente, claire, striée de sang. Oppression moindre, 20 R., 92 p. Insomnie ; la voix a reparu, mais enrouée ; à droite, il y a des râles sibilants en avant et en arrière. Du côté gauche, en avant, des râles sous-crépitants humides à l'inspiration, un peu de sonorité tympanique sous la clavicule ; en arrière, quelques craquements au sommet, respiration et voix amphoro-métallique à la partie moyenne, rares tintements à la partie inférieure. En secouant fortement le malade, on peut encore entendre un léger bruit de fluctuation ayant le même timbre que le tintement.

Tempér. axil. pendant la maladie : 1° du 21 au 23 décembre, 39,2 le matin, 39,4 le soir ; 2° du 23 au 28, délire, 39,4 matin et 40 soir ; 3° du 28 décembre au 10 janvier, descente graduelle, puis maintien aux nombres suivants : 36,9 le matin, 37,4 le soir.

Résumé. — Début le 1er décembre 1873 par une douleur de côté qui dura peu de jours et par de l'oppression.

Le 21. Crachats de bronchite, striés de sang, et signes d'un pneumothorax gauche, avec peu de liquide. Pas de sonorité à la percussion.

Le 24. Tintement en *rapport avec les battements du cœur*, et le lendemain on l'entend à un autre endroit pendant l'expiration. Il y eut aussi du tintement au sommet droit pendant quelques jours.

Remarques sur la conformation. — Le 21 décembre, au double palper on constate que le côté gauche est manifestement plus arrondi que l'autre. Le tracé, relevé à demi-sternum, montre que le côté gauche est légèrement projeté en avant (Fig. 10); sur le tracé pris à la partie inférieure, cet avancement est plus marqué. Ind. 142 (330. 225).

Le 24. Tracé analogue à demi-sternum tandis qu'à sa partie inférieure il y a amplification, portant surtout sur le côté gauche, et selon le diamètre vertébro-mammaire. Ind. 139 (32. 23).

9 janvier. Mêmes résultats que le 24 décembre. L'amplification a un peu continué pour la coupe à la base de la poitrine. Ind. 135 322, 238).

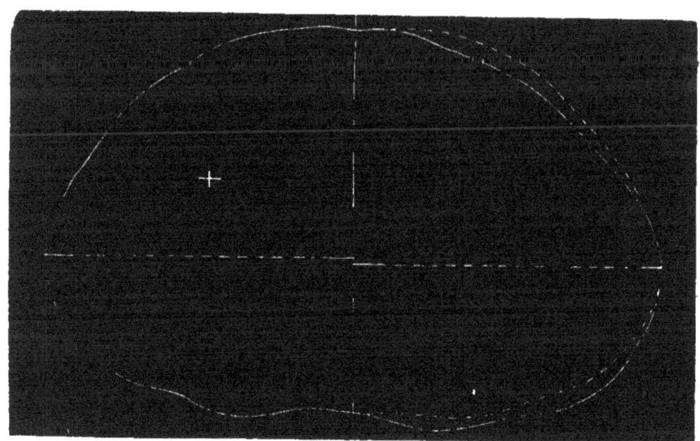

Fig. 10.

Obs. V. — Hydropneumothorax gauche. — Thoracentèse.

X..., 31 ans, scieur de pierres, salle Saint-Michel, n° 4 ; santé très-bonne jusqu'en 1869, où survint de la toux avec un peu d'expectoration, striée de sang ; il s'affaiblit graduellement et, en 1871, il entra à l'Hôtel-Dieu où il passa quatre mois ; on lui fit, aux sommets, des applications de teinture d'iode et de vésicatoires.

Subitement, le 1er août 1871, il sentit un craquement dans le côté gauche. Le lendemain, il entendait lui-même un bruit de glouglou lorsqu'il toussait.

Le 1er octobre, il entra à la salle Saint-Paul où il fut traité pour un pneumo-thorax, par des vésicatoires et des ventouses. Après un an, 16 août 72, le malade sortit.

Le 19 août, l'oppression ayant augmenté, le malade entra à la salle Saint-Michel. M. Lorain pratiqua la thoracentèse et retira 3 litres et demi de liquide légèrement trouble ; l'appétit, presque nul depuis deux ans, revint alors un peu.

Le 20 novembre, en arrière, dans les 2/3 inférieurs, il y a de la matité, et de l'absence presque complète du bruit respiratoire ; du tintement à la partie moyenne ; du bruit de fluctuation très-manifeste ; enfin au sommet, l'inspiration est rude.

Le 1er décembre, le malade dit avoir un peu maigri ; il s'est affaibli, la peau de la face a une couleur jaune cachectique, pas de sueurs nocturnes ; surdité et suppuration légère de l'oreille gauche depuis cinq mois.

Oppression pour le moindre effort, 36 R. La toux vient principalement la nuit ; 300 gr. d'expectoration mousseuse, et le double un jour par semaine ; accès de toux et d'oppression par le coucher sur le côté droit.

Du côté gauche, en arrière, matité dans presque toute la hauteur, avec disparition presque complète des bruits respiratoires qui s'entendent faiblement au sommet. Les vibrations vocales sont à peine entendues à la partie inférieure, bourdonnement confus à la partie supérieure. En avant, sonorité tympanique sous la clavicule ; on entend à peine les bruits respiratoires. A la partie inférieure, en avant comme en arrière, on perçoit un bruit de fluctuation quand le malade imprime au tronc un mouvement brusque de torsion. On percoit, en outre, du bruit d'airain.

Du côté droit, la respiration est supplémentaire, le cœur est fortement déplacé.

Le 5. 88 p., même état local ; ponction et aspiration du liquide. A la fin, il vint beaucoup de gaz, puis des douleurs très-vives survenant, firent arrêter l'opération. On obtint 2,250 gr. de liquide purulent, verdâtre, couleur purée de pois.

Le 6. Douleur vive dans le côté et les lombes, toux pénible, oppression 36 R. 96 p. La percussion est douloureuse. On entend la respiration et la voix amphoriques dans les deux tiers supérieurs en arrière ; elles sont presque absentes à la base ; le cœur est revenu à sa place normale.

Les jours suivants, pendant trois semaines, il y eut des applications répétées de vésicatoires.

Au mois de février 1874, le malade était considéré comme guéri, mais le liquide s'est reproduit, et au mois de juillet il n'est pas encore sorti.

Résumé et déformations. — Hydropneumothorax gauche ancien. Tintement et fluctuation ; pas de sonorité.

1er décembre. Le côté gauche est plus développé en avant, mais la paroi postérieure est symétriquement placée, pour les tracés relevés, à différentes hauteurs.

Le 5. Avant la ponction, même développement en avant, mais de plus la paroi postérieure du côté gauche est plus en arrière que du côté droit, fait que nous n'avons pas trouvé dans les pleurésies. C'est là ce que nous montre la fig. 11, no1, prise à la base de la poitrine (je ne prenais pas alors de tracés à demi-sternum). Après la ponction, rétraction dans tous les sens, mais surtout en avant (V. Fig. 11, n° 2, également prise à la base du sternum).

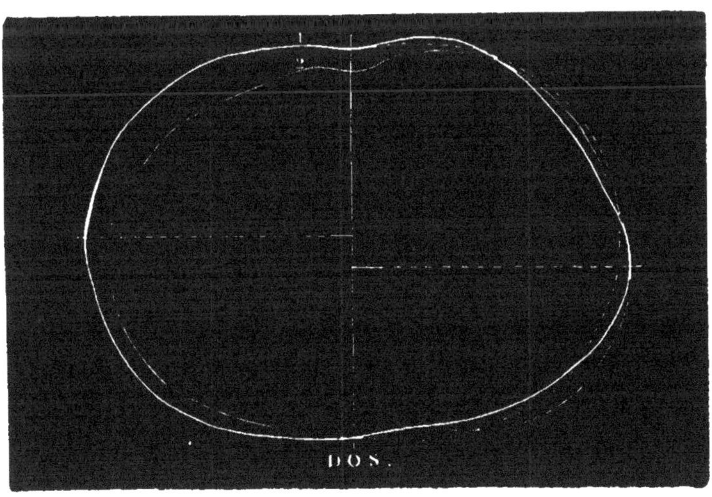

Fig. 11

Obs. VI. — Pleurésie droite secondaire, hypertrophie du foie. — Autopsie (1).

N° 51, salle Saint-Paul, entré le 19 janvier 1874. Constitution forte; pas de rhumatisme; pneumonie droite en 1852. Le 8 décembre 1873, la maladie a débuté par une douleur à droite qui n'a duré que cinq jours, et sans que le malade se soit refroidi. Au début, il y eut pendant huit jours des sueurs non précédées de frissons. Il y eut alors aussi de la toux sèche et un peu d'oppression. Le malade a continué à travailler jusqu'au 16 janvier.

Le 21. Depuis huit jours, le sommeil est troublé par de la toux, accompagnée d'expectoration claire et aérée. L'oppression persiste, 24 R ; douleur nulle. Les sueurs ont reparu la nuit dernière. Appétit un peu moindre. Les forces sont à peine diminuées. 37,6 (T. axil.) 80 p. Palpitations depuis le début, la pointe bat à 1 cent. en dehors du mamelon. Le foie déborde les côtes de 2 cent.

Il y a plus de rigidité dans les mouvements du côté droit. A la percussion et à l'auscultation, on ne trouve de modifications de l'état normal que du côté droit et en arrière. Là nous trouvons de la matité qui arrive à 6 cent. au-dessous de l'omoplate, descend vers le rachis, et sur le côté, où elle se continue à la partie inférieure. A la base, absence presque complète de la respiration et des vibrations de la voix; celles-ci ont disparu au palper. A la partie moyenne, vers le hile du poumon, respiration soufflante et bronchophonie.

Prescription. — 20 vent. sèches; eau sedlitz; 1 port. Bagnols.

Du 22 au 26. Même état, continuation des sueurs, oppression passagère, surtout le soir, 37,8; 80 p., 2 port.

Le 27. Purgation.

Le 29. Vésicatoire.

1er février. Le malade a eu froid toute la nuit, oppression plus forte, état saburral et nauséeux, matité et absence de la respiration jusqu'au sommet en arrière.

2 février. Œdème de la paroi abdominale du côté droit. Même état local. La *ponction*, faite avec un trocart ordinaire, n'a pu fournir qu'un verre de liquide sanguinolent; celui-ci

(1) Cette observation se trouve publiée dans les *Archives*, avril 1874, sous le titre : Pleurésie droite, suite d'un lympho-sarcôme.

a continué à couler pendant 24 heures et on l'a estimé alors à 2 litres. Le sang pouvait provenir de fausses membranes, cependant la présence d'un peu d'ascite et l'hypertrophie du foie fit penser à un cancer; il n'y avait pas d'aspect cachectique.

Le 3. Même état local, le foie vient à 2 cent. au-dessous de l'ombilic. Oppression moindre, pas de sueurs ni de toux. 88 p.

Le 5. Un peu d'oppression, état normal des voies digestives, sueurs pendant la nuit et affaiblissement. 37° 6, ballonnement du ventre et tympanite. L'*œdème* a gagné le membre inférieur droit, il y en a un peu vers la malléole du côté gauche; pas d'albumine dans les urines.

Etat normal du côté gauche de la poitrine. Du côté droit il y a matité et absence de bruit respiratoire, excepté à la partie supérieure où on constate en avant du bruit de pot fêlé, et en arrière de la respiration légèrement soufflante et de la bronchophonie.

Le 6. Sueurs abondantes. Oppression, cyanose et refroidissment des extrémités. Le membre inférieur gauche est aussi œdématié. Même état de l'abdomen où l'on sent une petite bosselure sur la ligne médiane. Râles muqueux et sibilants du côté gauche. Vent. scarif. potion de Todd et extr. de quinquina.

Les jours suivants l'œdème augmente; adynamie, dents noires et fuligineuses, puis incontinence des matières et rétention d'urine; enfin le 16, mort du malade.

Autopsie. Dans la *plèvre droite*, un litre de liquide purulent, partout des néomembranes noires friables. Poumon refoulé, nfiltré de sérosité trouble et ne surnageant pas. Du pus sort des bronches; 3 ou 4 ganglions forment une masse comme le poing, entourant une grosse bronche qui est rétrécie fortement. *A gauche* il y a aussi des ganglions hypertrophiés; à la base du poumon, infiltration séro-sanguinolente et plaques analogues à celles du foie. Le *foie* remonte vers la cinquième côte, il pèse 6 kilogr. et a pour long. 40 cent., larg. 28, épaiss. 14; il est rouge hyperémié, avec de nombreuses taches d'un aspect blanc-jaune opaque et de la grandeur d'un centime; à ces plaques correspondent des noyaux durs dont le parenchyme est farci. Les canaux et la veine sus-hépatique sont perméables. Lésions analogues dans les parois du *duodénum,* hypertrophie des ganglions gastro-spléniques; rate et reins normaux. *Caillots* non adhérents dans le cœur droit et les veines iliaques. Examen histologique par M. Nepveu (V. *Arch.*, 1874).

Résumé. Début le 8 décembre, par une douleur de côté, de la toux sèche, de l'oppression et des sueurs, sans refroidissement préalable. 19 janvier, absence de la respiration et des vibrations à la base, le foie déborde un peu les côtes. Le 1er février, l'absence de respiration s'élève jusqu'au sommet, le foie est au niveau de l'ombilic, il y a œdème de la paroi abdominale du côté droit. Le 2, ponction. Le 3, même état local, l'œdème prend la jambe droite. Le 6, complication de bronchite. Puis état adynamique et mort le 16 février.

Remarques sur la forme. 21 janvier. Du côté droit, arrondissement au palper; voussure considérable en arrière à l'inspection, et aussi très-visible sur le tracé où l'on voit la paroi postérieure portée en arrière, ainsi que la partie la plus externe de la courbe. De plus, celle-ci est sinueuse. Toutes ces remarques s'appliquent à différentes hauteurs, la fig. 12, n° 1, nous montre le tracé à 1/2 sternum. Ind. 123 (308-253)

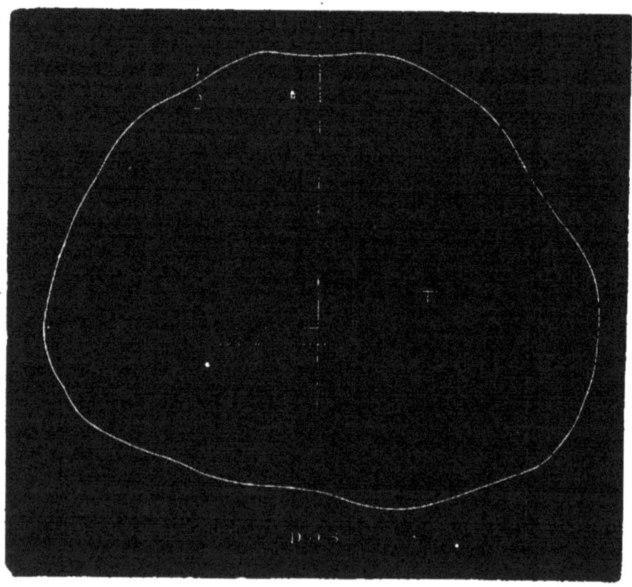

Fig. 12.

Le 26. Même tracé à la partie inférieure ; à 1|2 sternum, il a 5 mill. en moins d'avant en arrière sur les figures au quart. Ind. 122 (310-254).

Le 5 février. Ind. 123 (32-26). Amplification de la coupe inférieure analogue à celle d'une pleurésie. Mais à 1|2 sternum (fig. 12, nº 2) il y a projection en avant de la paroi postérieure, mais non de la paroi antérieure, ce qui est un fait assez particulier. Ind. 123 (32-26).

Toutes les remarques précédentes pourront peut-être servir à éclairer le diagnostic dans des cas difficiles. Les maladies du foie, sur lesquelles j'insiste à dessein, prêtent souvent à erreur dans la distinction des pleurésies.

Obs. VII. — Hypertrophie du foie et de la rate. — Amplification relative du côté droit (résumé).

Nº 6, Saint-Paul, entré le 25 septembre 1873, 34 ans. D'abord batteur d'or, il s'établit marchand de vins en 1870. Il buvait 2 litres de vin par jour. En 1871, grande faiblesse. En 1872, il alla dans le Jura, où il habitait près d'un marais. Il eut des accès de fièvre annoncés par des frissons de quelques minutes, quelquefois par de la toux, et suivis de chaleur et de sueurs pendant la nuit ; ces accès venaient vers 8 *heures du soir*. En mars 1873, le malade prit 3 gr. de sulf. de q. en 6 doses. Les accès cessèrent et quelques jours après le ventre a, dit-il, commencé à grossir.

Le 25. Le malade est très-faible, il a des sueurs nocturnes abondantes, la peau est jaune cachectique. Le foie et la rate sont très-hypertrophiés. Les ganglions de l'aine ne sont pas augmentés de volume. Les globules blancs du sang ont doublé de nombre, d'après M. Nepveu. M. Lasègue fit à ce moment le diagnostic leucémie splanchnique.

Le 17 octobre. Le malade est moins faible, l'appétit est normal. Le foie et la rate sont douloureux au palper et ont pour dimensions verticales 21, 5 (foie), 19 (rate). Le malade a toujours un peu de bronchite depuis trois ans; sonorité normale, sauf au sommet gauche, où l'inspiration est rude en avant et en arrière. Bruits du cœur normaux. *Pour la forme*, le dos est voûté depuis l'âge de 10 ans. Le tracé, à la partie inférieure du sternum, est régulier, sans sinuosités, le côté gauche est plus petit dans toutes les directions. Fig, 13.

Le 1er novembre. Cessation de la douleur au foie et à la

rate. Prescription de bains et douches, à la suite desquels ces organes diminuent graduellement, et le 1er décembre le foie a en moins 2 cent. et la rate 5.

Jusqu'en février, état stationnaire.

En février, le malade s'alite, état ataxo-adynamique et mort le 26 de ce mois.

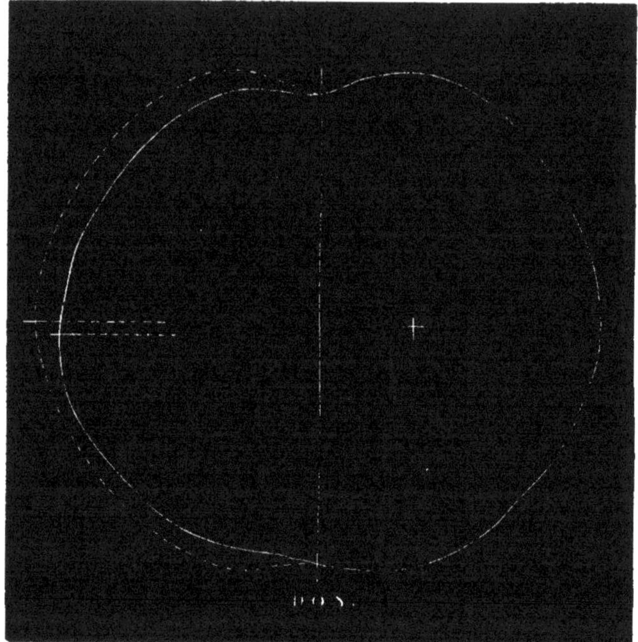

Fig. 13.

Autopsie. — Cœur droit hypertrophié, graisseux (alcoolisme?); il y a de l'œdème au sommet du poumon gauche, qui est peu crépitant en cet endroit; caillots agoniques dans les veines. L'estomac présente de l'hypertrophie papillaire, et les ganglions abdominaux forment une masse grosse comme le poing, sans doute consécutive à la lésion de l'estomac, d'après M. Nepveu. Intestin normal, pancréas dur et volumineux. La rate a un aspect et une consistance normales; long., 25 cent., larg., 14, épaiss., 10,5. Le foie est jaune, avec des taches plus jaunes d'ectasie biliaire et des arborisations vasculaires; il est dur; il pèse 4,300 gr.; long., 35 cent., larg., 27, épaiss., 10,5. M. Nepveu attribue l'hypertrophie du foie soit à l'intoxication paludéenne, soit à l'affection du cœur; l'ectasie biliaire peut provenir de la compression par les ganglions. Telles sont les lésions et leurs relations.

Obs. VIII (résumé). — Congestion pulmonaire principalement du côté gauche, suivie de résolution. — Affection cardiaque.

Au nº 23 de la salle Saint-Paul est entré, le 19 novembre 1873, un homme âgé de 66 ans. Depuis un mois, il y a de l'œdème des jambes et du scrotum, et de plus aux jambes du pemphigus cachectique. Le malade a eu, il y six ans, des étourdissements lorsqu'il sortait, ils ont cessé depuis un an et depuis lors il se plaint de douleurs précordiales et de sensation de striction au larynx. Il ne se sent oppressé que lorsqu'il fait des efforts. Le pouls présente des irrégularités de force et de rhythme, et sept ou huit fois par minute des accélérations. P. 88; R. 32. Veines du cou gonflées sans reflux veineux. Palpitations rares. Les battements du cœur présentent des précipitations en rapport avec celles du pouls. Les bruits du cœur présentent des moments d'arrêt. La pointe bat dans le sixième espace intercostal, à 2 centimètres en dehors du mamelon. En résumé : affection mitrale, hypertrophie, gêne de la circulation du cœur droit.

De la forme le 19 novembre. En avant, le côté gauche paraît plus bombé; par le palper on constate qu'il est plus ample et plus arrondi, et cependant le tracé pris au bas du sternum indique une symétrie à peu près complète. Indice 107 (275 265).

Le 23, je vis que cette différence tenait à ce qu'on n'opérait pas tout à fait à la même hauteur et, en effet, en pratiquant le palper au niveau de la partie inférieure du sternum, il y avait symétrie; si on prenait le tracé 7 à 8 centimètres plus haut, on constatait qu'il y avait arrondissement du côté, effacement de l'angle costal et projection en avant de la paroi postérieure. Remarquons, néanmoins, que malgré cette amplification, le côté gauche qui déjà normalement est le plus petit, peut encore y être, et en effet il a ici quelques centimètres carrés en moins. Le tracé du 23 novembre, à la partie inférieure, reporté sur le précédent, montre un amoindrissement d'avant en arrière d'un demi cent. (fig. à 1/4); la surface qui était 619 centimètres carrés est devenue 595.

Ce qui précède nous montre surtout que pour étudier la déformation dans la congestion, il faut opérer plus haut que la partie inférieure du sternum.

Obs. IX (résumé). — Bronchite avec congestion du côté gauche.

La maladie a débuté le 22 novembre 1873. Le 5 décembre, le malade entre à l'hôpital au n° 44, salle Saint-Paul. Sa santé a toujours été très-bonne; il a 69 ans.

Le 6 déc. il existe un peu d'oppression, l'expectoration est muco-purulente; 37°, A gauche, râles sous-crepitants et submatité dans presque toute la hauteur de la poitrine, en arrière; râles ronflants et quelques râles muqueux en avant. A droite râles muqueux et sibilants peu nombreux.

Le 22 déc., l'autorisation d'aller en convalescence à Vincennes est accordée au malade.

Remarques sur la forme. — Le 6 décembre, arrondissement du côté gauche au palper, pas de scoliose. Sur le tracé à de mi-sternum (fig. 14), on voit que la paroi postérieure est tirée en avant. Sur le tracé pris au bas du sternum, il y a symétrie en arrière et ce n'est qu'en avant que le côté gauche est plus étendu. Sur les deux tracés la partie la plus externe de la courbe est à gauche sur un plan plus antérieur que du côté droit. Indice 130 (285-218).

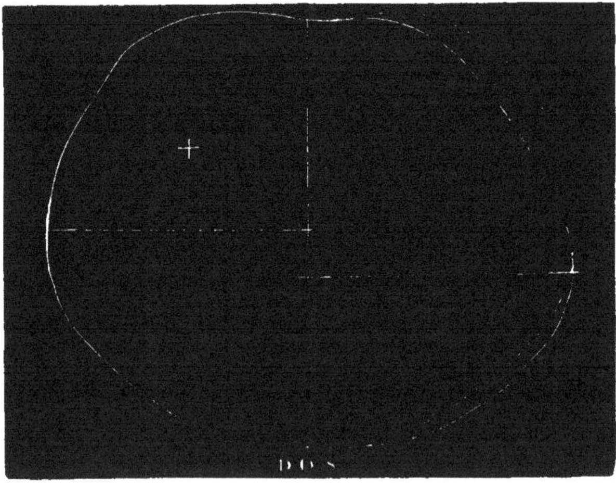

Fig. 14

Le 8. Exactement le même état; (le 7 le malade a pris un vomitif, qui a produit un vomissement et cinq selles.

Le 12. Le malade a été purgé, il a eu trois selles; il y a amoindrissement du diamètre vertébro-sternal à différents niveaux.

Le 22. La paroi postérieure est symétrique pour le tracé à demi-sternum, et cela provient de son recul du côté gauche; la diminntion du diam. antéro-post. est très-marquée et égale à 2 cent.; à la partie inférieure au contraire la diminution n'existe plus, et il y a maintenant un peu d'asymétrie. Indice 126 (29-23).

Ceci montre que le contenu de l'abdomen n'a d'influence que sur la section à la partie inférieure du sternum, où l'on peut croire à des changements thoraciques qui dépendent de l'abdomen. *Je crois donc que pour suivre la marche des changements d'ampleur de la poitrine il faut opérer plus haut que l'appendice xiphoïde. Cela est du moins assez clair pour les congestions, et dans les pleurésies il importe de se rendre compte de celles-ci à titre de complications.* La surface de section permettra de les suivre d'une façon moins discutable que les épanchements de la plèvre, qui peuvent s'accumuler en refoulant le poumon.

Obs. X Résultats de deux observations de congestion pulmonaire avec hémoptysie.

La congestion est dans la phthisie un élément dont il importe de tenir grand compte, et dont il est bon de suivre l'évolution. Ce genre de congestions mérite à lui seul une étude particulière et non écourtée.

Voici seulement ici l'indication de deux observations que j'ai recueillies :

N° 10, salle Saint-Benjamin. Hémoptysie, signes d'inflammation dans les 2/3 infér. du poumon droit. Le 6 décembre 1873, retrait considérable depuis le 2, et répondant à un abaissement de température. Les symptômes locaux *ne traduisent pas cette amélioration.* Le retrait s'est opéré en suivant la marche que nous avons indiquée. Le 12 décembre, il a encore fait des progrès; l'indice est devenu 146 (305-200).

N° 11, salle Saint-Michel. Entré le 18 décembre 1873. Le côté gauche où siégeait la congestion était d'abord fortement tiré en avant. Il y eut ensuite de grandes variations dans la marche, le malade sortit presque guéri, et dut rentrer à l'hôpital quelques jours après. L'indice a varié entre 128 et 119.

BIBLIOTHÈQUE NATIONALE R.F. IMPRIMÉS

Obs. XI. Résultats de deux observations de pneumonie catarrhale.

J'ai obtenu encore des variations analogues aux précédentes, peut-être un peu moins marquées.

Ce qui importera à suivre dans dans ces pneumonies, c'est la relation entre les surfaces de section et la température. Nous avons déjà dit que M. Woillez avait indiqué ces relations.

Je tenais à signaler ce fait en passant, mais pour le moment je ne m'étendrai pas sur ces deux observations de pneumonies qui allongeraient beaucoup le sujet sans venir lui donner d'éclaircissement nouveau.

Récapitulation des résultats des observations.

D'après les remarques faites à la fin de ces observations, il y a une série de caractères à étudier.

1° Sur une figure on peut examiner si un angle costal est déplacé relativement à l'autre, en comparant de chaque côté la direction de la paroi postérieure etc, (V. Rem. p. 22); s'il y a déformation et arrondissement de cet angle; si la forme du tracé est régulière ou sinueuse. (On peut facilement se rendre compte de la forme et de la position de l'angle costal par le palper bi-manuel). — Dans la pleurésie récente avec épanchement et dans la congestion pulmonaire on peut voir: que l'angle costal et la paroi postérieure sont portés en avant, que cet angle s'arrondit et que le tracé est régulier (je n'ai pas constaté d'épanchement ayant plus de 2 litres.) — L'hypertrophie du foie porte la paroi postérieure en arrière, et la paroi antérieure en avant; le tracé peut être irrégulier. Dans un cas de pneumothorax avec liquide moyennement abondant, la paroi postérieure était aussi portée en arrière.

2° Ensuite j'ai réuni et comparé des figures à des tracés précédents, pour suivre le mode soit de développement soit de retrait, et voir comment on pouvait les mesurer (diamètre vertébro-sternal, vertébro-mammaire, indice thoracique.)

3° Enfin, pour représenter nettement les changements de grandeur d'une section, j'ai indiqué les variations de sa surface en cent. carrés.

Pour *donner suite* à ces recherches, l'on pourra s'occuper : de la pleurésie droite, de la pleurésie chronique et du rétrécissement consécutif. Il est impossible de rien prévoir sur tout cela, car les modifications de la poitrine résultent de la combinaison de plusieurs éléments différents ; ainsi : tandis que le déplacement en avant de l'angle costal et du sternum entraîne dans ce sens la paroi postérieure, l'arrondissement limité à un seul côté tend à la reculer ; la présence du foie ne peut-elle pas changer encore ces combinaisons ? etc.

Remarques sur le creux épigastrique dans l'ascite. Appendice aux épanchements de la plèvre.

La distension abdominale élargit la base de la poitrine, ainsi que l'angle formé par les cartilages costaux qui bordent le creux épigastrique. *En traçant* sur la peau la direction des limites latérale de celui-ci, et puis une perpendiculaire sur l'une d'elles, on voit qu'il manque environ 15° pour faire un angle droit, à l'état normal. Dans l'ascite j'ai observé 5 fois cet angle égal et supérieur (même de 25°) à l'angle droit.

Ce moyen me paraît trop indirect pour juger de la quantité de liquide, mais il sera bon néanmoins de s'en assurer. Voici le dernier fait que j'ai observé sur les variations *du creux épigastrique :* Au n° 45 de la salle Notre-Dame, M. Lorain pratiqua, le 27 juillet 1874, la ponction pour une ascite considérable, et je pus constater les changements produits par l'évacuation du liquide. La malade est âgées de 17 ans. A l'âge de 9 ans, ayant très-chaud, elle s'est assise sur la pierre pendant un quart-d'heure et s'est refroidie. Le lendemain elle éprouva des douleurs dans le bas-ventre, accompagnées de diarrhée, et non de vomissements; on appliqua des sangsues. Quinze jours après le début, le ventre a commencé à grossir. Quelquefois la douleur reparaissait et elle se calmait par l'application de cataplasmes. L'appétit diminua, et après un an, on fit la ponction et on retira 13 litres de liquide. Depuis lors, il n'y a plus eu ni douleur, ni perte d'appétit, mais le liquide a toujours continué à se reproduire; on a fait 8 autres ponctions à Sainte-Eugénie et 5 à l'hôpital de Berck ; on retira à peu près la même quantité de liquide à chaque opération; la dernière fut faite il y a 18 mois.

Le ventre n'a jamais été aussi volumineux qu'il l'est actuellement. Il est très-tendu, la fluctuation y est très-manifeste. Il n'y a pas d'œdème des membres inférieurs. M. Lorain fit la ponction, à droite, et retira 8 litres de liquide brun; dont une certaine quantité fut laissée dans l'abdomen, et on commença, le jour même de la ponction, un traitement diurétique avec la digitale, 0 gr. 20. Voici les résultats que j'ai obtenus avant et après l'opération : 1° Avant l'opération, l'angle épigastrique était de 130 degrés. On avait pour diamètres maxima de l'abdomen : 38 transversalement et 35,7 d'avant en arrière, donnant pour rapport centésimal 100,7 (je ne sais s'il y aura lieu de faire un jour un indice abdominal). 2° Après l'opération, l'angle épigastrique est devenu égal à 100 degrés. On a eu pour dimensions 267 et 175, d'où le rapport 137.

Cette mesure de l'angle formé par les parties solides qui bordent la scrobicule ou creux épigastrique, se rapporte à l'un des moyens de mesurer la forme qui dépend des angles, et du rapport des dimensions.

M. le Dr Hamy, aide-naturaliste au Muséum, m'avait dit qu'on aurait pu rechercher la forme du creux épigastrique pour la détermination des races. C'est d'après cette indication que j'ai cru utile d'en tenir compte dans mes recherches au point de vue des maladies. — J'ajouterai qu'il sera sans doute intéressant d'en examiner les modifications aux diverses époques de la gestation.

TROISIÈME PARTIE.

Applications à la phthisie pulmonaire chez l'adulte.

NOTIONS SOMMAIRES SUR LA PHTHISIE PULMONAIRE.

Deux lésions pulmonaires conduisent à la phthisie : les granulations tuberculeuses; et surtout les pneumonies caséeuses, dont le travail de ramollissement conduit à l'ulcération. Ces deux lésions se rencontrent dans la phthisie chronique commune. Il y a de plus des congestions pulmonaires, élément habituel des bronchio-pneumonies ; des pleurésies; des pneumonies chroniques avec accumulation de pigment et de la sclérose du poumon.

La prédisposition à la phthisie peut être reconnue par des antécédents héréditaires; et surtout par certaines particularités de la constitution, qui ne sont pas des caractères certains, mais dont l'ensemble a une certaine importance : La constitution est délicate, la peau fine, les sclérotiques bleues par transparence; pas d'embonpoint habituel; construction musculaire faible du côté du thorax; rhumes faciles, raucité de la voix à l'âge adulte ; poitrine étroite, longue, élancée. M. Lorain résume tous ces caractères en disant qu'il y a *arrêt de développement.* M. Bourdon en a donné les divers traits, sans arriver à conclure suffisamment (thèse,

1865); il faut surtout consulter une lettre de M. le Pr Lorain, insérée dans la thèse de M. Faneau (1871) : les malades paraissent toujours d'un âge au-dessous du leur (juvénilisme); la virilité ne s'établit pas; établissement incomplet et irrégulier des menstrues, microrchidie ; la face et le pectus sont glabres, ou bien la barbe ne donne que des petites touffes au menton. Quelquefois chez les hommes l'apparence féminine domine (féminisme), les cils sont longs, les cheveux soyeux, le bassin et le ventre larges.

Pour les symptômes de la phthisie j'ai surtout consulté le traité de MM. Hérard et Cornil (1867), et les leçons de M. Cornil sur l'anatomie pathologique et l'auscultation de la poitrine (*Publicat. du Progrès méd.*, 1874). Les lésions débutent surtout au sommet gauche, puis elles présentent trois degrés successifs pendant qu'elles s'étendent vers la partie inférieure. Ce sont surtout les complications congestives et inflammatoires qui permettent de les distinguer (Hérard et Cornil). *Au premier degré*, la toux est d'abord sèche ; il y a de la dyspepsie et des vomissements en rapport avec elle; douleur à la pression, palpitations fréquentes ; les ongles s'incurvent, comme dans tous les cas où il y a gêne prolongée de l'hématose; enfin de la perte des forces et des diarrhées passagères. A la percussion il y a moins d'élasticité et de sonorité au sommet. Les premiers signes physiques perceptibles à l'auscultation sont des modifications du murmure respiratoire. Des tubercules agglomérés peuvent contribuer à les produire. Ces premiers signes physiques, sont très-importants à connaître : 1° *Craquement sec* ou râle crépitant, râle vésiculaire, limité à l'inspiration et transmis par du tissu induré. On peut avoir à le distinguer des *frottements pleuraux*. On entend le frottement pleural à l'inspiration surtout, mais on peut aussi l'entendre aux deux temps ; aussi, lorsqu'au sommet on percevra pendant l'expiration un bruit analogue au craquement sec, celui-ci n'existant que pendant l'inspiration, on pourra dans ce cas indiquer du frottement pleural. A la fin de cette période il n'y aura plus à faire cette distinction, car il n'y aura plus de frottements à cause des adhérences. Ajoutons que ce frottement ne varie pas par la toux, comme le râle sous-crépitant (Cornil, *Leçons sur l'anat. path. et l'auscultation*, p. 81). 2° *Expiration rude et prolongée*; 3° *diminution du murmure* par congestion, origine d'hémoptysies ; 4° respiration *saccadée* par suite d'adhérences et d'inégalité de rétraction pulmonaire ; sous la clavicule, pendant l'inspiration. 5° Puis viennent des *craquements humides* ou râles sous-crépitants, pouvant exister aux deux temps ; ils sont dus à la pneumonie catarrhale, et s'accompagnent de fièvre et de sueur, surtout la nuit. Il importe de remarquer qu'ils n'annoncent pas le ramollissement. Les pneumonies qui, vers le quinzième jour, ne se résolvent pas, où l'agitation fébrile et la température élevée continuent, doivent faire craindre l'état caséeux, et ultérieurement le ramollissement.

Ramollissement des produits caséeux et formation de *cavernes*. Le râle grossit; il y a de la bronchophonie légère par induration de tissu. La matité descend plus bas que précédemment; expectoration de mucus aéré avec portions opaques qui augmenteront de plus en plus; sueurs abondantes, diarrhée, amaigrissement, voix cassée.— Pour les *cavernes*, on a une expectoration puriforme; émaciation considérable, souvent de la matité par du tissu de sclérose et des néomembranes. A l'auscultation, on distingue les cavernes d'après leur volume : les unes, très-petites, donnent du râle sous-crépitant ou muqueux fin, venant par bouffées, mélangé de râle sibilant et aux deux temps de la respiration ; quelquefois éclatant et métallique (râle cavernuleux). Pour une caverne grosse comme une noix, râle caverneux, et souffle caverneux si on fait tousser le malade. Pour une caverne grosse comme un œuf, il y a souffle très-net et quelquefois bruit de pot fêlé à la percussion. Enfin la pectoriloquie et surtout la voix chuchotée doivent être recherchées avec soin.

RECHERCHES SUR L'INDICE THORAÇIQUE DANS LA PHTHISIE.

L'étroitesse latérale de la poitrine a été signalée de tous temps comme une marque de prédisposition à la phthisie. J'ai constaté par mensuration exacte une disposition tout inverse chez un certain nombre de phthisiques; mais remarquons de suite que les observations ayant été recueillies sur des malades à l'hôpital, atteints de phthisie à différents degrés, il était difficile de savoir si les déformations étaient primitives ou consécutives au développement des lésions. En un mot, ce que j'ai observé ne contredit pas l'existence d'une disposition antérieure toute différente. De plus, comme je vais l'indiquer, je ne m'occupe pas de la longueur absolue des diamètres, mais de leur rapport; ainsi peu importe qu'un phthisique soit large ou étroit, il peut être relativement peu profond de poitrine.

Chez un certain nombre de phthisiques, il exixte un aplatissement antéro-postérieur, relativement à la dimension transversale, à la base du thorax. J'ai constaté ce fait en établissant le rapport du diamètre transversal maximum au diamètre antéropostérieur maximum. En multipliant le résultat par cent, ou en le rapportant à cent, j'ai obtenu l'indice centésimal, ainsi que je l'ai déjà expliqué. Plus l'aplatissement sera considéralbe, et plus l'*indice* sera *élevé* au-dessus de cent.

Voici les *résultats* que j'ai obtenus : 1° au-dessus de l'indice 140, je n'ai trouvé que des phthisiques et trois personnes d'une constitution faible et délicate, peut-être destinées à y devenir un jour : (il y en a deux dont l'âge est peu avancé ; pour la 3e j'ai appris, après la composition de ce texte, que cette crainte s'était réalisée, v. p. 124). 2° Entre 135 et 140 sont encore beaucoup de phthisiques; mais je ne puis ici préciser de limite, car des personnes d'une bonne constitution apparente ont donné pour indice 136. Ainsi, sans rien préjuger, disons qu'on rencontre souvent dans la phthisie pulmonaire un indice élevé au-dessus de 135, et que vers 140 cet indice peut avoir une grande valeur pour le diagnostic de la phthisie.

Les conséquences les plus immédiates à déduire de ces faits sont les suivantes : 1° on pourra faire servir l'indice thoracique au diagnostic de la phthisie, à la condition de bien y apprécier sa valeur. Pour cela, il faudra voir si son élévation se rattache à l'affaiblissement ou à l'amaigrissement ; en un mot, si on observe le même fait dans la chloro-anémie, et dans l'émaciation produite par une cause autre que la phthisie. Je rappelle à ce sujet que les causes de l'émaciation se rapportent : à la cachexie ; à l'inanition ; à la déperdition par désassimilation fébrile, très-importante ; aux divers flux, surtout avec production d'éléments organisés, sueur, diarrhée, suppuration (*Nouveau dict. méd. et ch. prat.*). Toutes ces causes figurent dans la phthisie, où il importe de bien les relater. Quant aux sueurs nocturnes, je ferai remarquer qu'on les rencontre dans d'autres états que la phthisie. On les observe chez diverses personnes affaiblies et cachectiques ; déjà j'ai signalé ce fait à propos d'un pneumothorax et d'une hypertrophie du foie ; nous le retrouverons parmi les symptômes de la cachexie cancéreuse. Il faut donc distinguer chez les phthisiques si les sueurs viennent ou ne viennent pas après un accès fébrile ; ces accès quelquefois annoncés par des frissons, apparaissent le soir et sont trèsfunestes aux malades. — Pour répondre à toutes ces questions, je puis dire, dès à présent que la chloro-anémie et la cachexie cancéreuse ne donnent pas d'indices élevés; quelques cas de convalescence de fièvre ont pu présenter un indice entre 135 et 140, mais jamais 140. 2° Une conséquence de l'aplatissement, est de laisser peu de place au cœur, entre le sternum et le rachis. Ce fait ne pourrait-il contribuer à la production des palpitations fréquentes chez les phthisiques? 3° La surface de section devient moindre, et de là une respiration moins ample. Il ne faut pas croiré pour cela qu'un indice voisin de cent soit une bonne disposition; il y alors maximum de distension et nécessité d'efforts musculaires plus considérables, la moindre fatigue peut amener de la dyspnée. Il sera donc utile de rechercher quel est l'indice le plus favorable à une respiration ample et facile; et de plus d'examiner l'influence de traitements, divers sur le rétablissement de la forme normale. 4° Il importe enfin de connaître l'origine des déformations. Nous aborderons ce sujet après l'historique; alors nous verrons quelles sont les lésions de la base des poumons, trop négligées chez les phthisiques, capables de produire l'aplatissement général relatif dont nous venons de parler.

Remarques pratiques sur l'interprétation des résultats. Il faudra tenir compte en les recueillant de causes qui peuvent faire varier l'indice thoracique. 1° Les causes de variations physiologiques ont été indiquées, il importe surtout que le malade soit à jeûn, etc. 2° Dans quelques cas un côté avait un diamètre antéro-postérieur moindre que l'autre (de 1 centimètre à 1 centimètre et demi). Le compas dont je me suis servi arrivait jusqu'au sternum; mais comme il s'agissait de constater une mauvaise disposition, j'ai préféré placer l'instrument du côté qui présentait des saillies moins considérables. Deux cas seulement m'ont porté à faire cette remarque. 3° Il faudra tenir grand compte de certaines causes de déformation qui arrondissent la poitrine, et font diminuer l'indice. Ces causes sont au nombre de 3 : La *gibbosité* et la voussure du dos qui ont pu amener l'indice au-dessous de 100; la *distension intra-thoracique* par congestion du poumon ou par épanchement dans les plèvres. J'ai observé ce fait, à propos d'un pneumothorax (obs. 5), où l'indice s'est élevé de suite après la ponction. Il est encore facile de le constater dans les congestions avec hémoptysie; la congestion passée, l'indice remonte de 8 ou 10. D'après cela, on peut dire que lorsqu'avec des complications pulmonaires de ce genre on aura un indice de 130 à 135, il faudra se méfier et attendre. Enfin, il en sera de même pour la *distension abdominale*; chez un malade présentant une péritonite tuberculeuse avec ballonnement du ventre, l'indice 118 devint 143 après sa mort (Obs. du n° 16, salle Saint-Michel).

HISTORIQUE DES DÉFORMATIONS DE LA POITRINE DANS LA PHTHISIE.

Jusqu'à Laennec on indiqua un nombre considérable de phthisies ou émaciations; mais on attachait la plus grande importance à la phthisie pulmonaire dont la lésion, le tubercule, fut indiquée par Hippocrate. Pinel, dans sa Nosographie, et Bayle, dans son Traité de la phthisie (1810), définissent la maladie par sa lésion.

Les déformations de la poitrine dans la phthisie pulmonaire ont, généralement, été rattachées à la prédisposition; ce fut surtout dans le XIXe siècle qu'on a cherché à établir des rapports entre la lésion et la forme extérieure. Arétée nous dit que la poitrine est enfoncée (compressum) (1). Galien (2) a écrit que les phthisiques sont très-aplatis; ils ont le thorax étroit et peu profond, de façon que les omoplates se détachent comme des ailes. « Tales autem pla-« nissime existunt qui thorace adeo sunt augusto « atque non profundo. » Tout cela nous indique que les phthisiques ont le thorax plat en avant et étroit latéralement, mais ne nous apprend rien sur l'aplatissement antéro-postérieur comparativement à la largeur.

L'étroitesse est ensuite signalée par Fernel (de morbis, 1645), Rivière (Riverii opera, 1663), et Morton

(1) Arétée, trad. Renaud, 1837, p. 105.— Aretæus, ed. Kühn, p. 95.

(2) Cl. Galeni, opera. Ed. Kühn, vol. XVII, p. 62. Commentarius I, in Hippocratis, lib. I, epidemiorum.

(phthisiologia 1727, p. 29 et 30). Vanswieten, dans ses commentaires sur Boerhaave, et Stoll, dans ses aphorismes, citent aussi le thorax plat et étroit. Enfin, la même indication est donnée par Portal, (obs. sur la phthisie 1792) et par Baumes. (Tr. de la phthisie 1805, T 1. p. 130).

Laënnec (1) étudie les déformations consécutives aux lésions. Il y a enfoncement sous les clavicules, à la suite de la cicatrisation des cavernes. Quelquefois aussi toute la poitrine est rétrécie. Ce rétrécissement fut observé par Bayle, qui ne sut l'expliquer; Laennec l'attribue aux pleurésies (p. 61). Dans des observations, (p. 472), il rapporte qu'il y avait, à la vue, diminution dans tous les sens. Dans certains cas, M. Andral dit qu'il n'y a pas de pleurésie (note, page 61); alors on peut invoquer un amoindrissement du poumon, d'après cette loi qu'un organe s'atrophie quand il s'y développe un produit morbide.

M. Hirtz (2) pratique la mensuration circulaire sous les aisselles et au niveau de l'appendice xiphoïde. Chez l'adulte, le périmètre relevé à la base est plus petit de 5 à 6 centimètres. Chez les phthisiques il tend à devenir égal et plus grand, à mésure que la maladie fait des progrès; les changements sont, par suite, consécutifs aux lésions. M. Hirtz fait remarquer qu'on n'obtient pas le même résultat dans diverses émaciations, mais il a tort de ne pas tenir compte, disent plusieurs

(1) Traité de l'auscultation, méd. Ed. 1337, T. II.
(2) Hirtz, thèse Strasb. 1836.—*Presse méd.* 1837, t. I.

auteurs, du volume du foie qui augmente chez les phthisiques.

M. Briquet n'a pas retrouvé les mêmes résultats (*Revue méd.*, 1842).

M. Bizot trouve que la distance des acromions est plus grande chez les phthisiques (Mém. soc. d'obs., t. I, 1837 p. 279).

Fournet (1) indique qu'à l'état normal le diamètre transverse est de beaucoup le plus grand. Il insiste beaucoup sur la dépression sous-claviculaire que Laënnec attribuait aux cavernes. Il y a dans tous ces cas des fausses membranes épaisses, dures, qui coiffent le sommet du poumon, le serrent et le rendent plissé. Elles naissent à la fin de la première période, quand il y a des tubercules agglomérés, et pendant le ramollissement. Pour apprécier ce fait, Fournet tend un ruban, depuis le mamelon jusqu'à la partie la plus saillante de la clavicule. Normalement il s'applique sur la peau, sauf dans un petit espace sous-claviculaire. L'écartement devient très-marqué quand la fausse membrane descend près du mamelon. Enfin, les mouvements ondulatoires ont disparu en cet endroit.

M. Gintrac signale le rapprochement des mamelons d'après des moyennes (*Rech. sur les mensurations*, 1863).

M. Woillez (2) dit que certains phthisiques ont la

(1) Fournet, Rech. sur l'auscultation et la 1re période de la phthisie, 1839.

(2) Woillez, Rech. sur l'inspect. et la mensurat., 1838, p. 343 et 487.

poitrine bien conformée; mais que la plupart, dès le début, présentent un diamètre transverse trop petit; quant à la diminution du périmètre moyen, elle n'a de valeur que si elle accompagne l'étroitesse de la poitrine, qui alors est plus arrondie.

Steinbrenner, en 1840 (journal *l'Expérience*), dit seulement que la poitrine est plate en avant et resserrée latéralement.

Walshe (*Traité des maladies de poitrine*) signale la diminution du diamètre antéro-postérieur sous les clavicules. F. de Niemeyer attribue cela à la sclérose, suite de pneumonie catarrhale (*Leç. sur la phthisie*, trad. 1867, p. 89).

Chez *les enfants*, le côté affecté est moins mobile. Parfois il y a amplification, par congestion et emphysème; d'autres fois il y a de la rétraction (Barrier, *Traité des malad. de l'enfance*). Il faut encore tenir compte des déformations rachitiques étendues : la scoliose en arrière, et surtout l'enfoncement de l'extrémité antérieure des côtes et de leurs cartilages (Rilliet et Barthez).

Dupuytren insistait beaucoup sur la dépression latérale dans le rachitisme, il cherchait à la corriger par une gymnastique appropriée (Répertoire général d'anatomie, 1825).

Les dimensions *verticales* ont parfois été prises : en avant par la hauteur du sternum; en arrière à partir de la septième cervicale jusqu'à la douzième dorsale (ou jusqu'à la limite inférieure du bruit perçu, d'après Laveran). Rilliet et Barthez indiquent ces dimensions chez l'enfant, sans en tirer conséquence. Michel Lévy dit que le peu de hauteur de la poitrine prédispose à la phthisie (*Traité d'hyg.* et citation, *Gaz. méd.*, 1845, par Laveran). Les deux mensurations un peu régulières, faites par Fournet (1839) et Laveran (loc. cit.), portent sur le sternum. Sa longueur serait en rapport avec le développement musculaire d'après Fournet (p. 582), et avec la circonférence d'après Laveran. En se rappelant que cette circonférence est petite chez les phthisiques, on peut comprendre l'analogie de ces deux indications.

APPLICATION DE TOUTES LES DONNÉES PRÉCÉDENTES A L'INTERPRÉTATION DE L'ORIGINE DE L'INDICE ÉLEVÉ CHEZ LES PHTHISIQUES.

Dans les études précédentes, j'ai surtout indiqué chez les phthisiques une déformation générale, marquée par un aplatissement relatif antéro-postérieur, et révelée par un indice élevé. Je n'aurai donc pas à m'occuper ici de ce qu'on a dit de l'enfoncement sous-claviculaire ou aplatissement au sommet. Je rappellerai seulement qu'on l'a surtout attribué à trois causes : la caverne (Laënnec), la fausse membrane coiffant le sommet (Fournet), enfin la sclérose (F. de Niemeyer).

Pour les déformations portant sur toute la hauteur, examinons les causes capables de les produire; laissant à l'observation ultérieure le soin de préciser la participation plus ou moins grande de chacune d'elles. Ces causes sont de trois sortes : les fausses membranes, l'atelectasie et la faiblesse musculaire.

1° C'est aux fausses membranes, consécutives à la pleurésie, que Laënnec attribuait le rétrécissement général dans la phthisie. Elles resserrent le poumon qui reste en collapsus ou affaissement, sans tendance à se dilater (art. *Rétrécis. de la poitrine*); il en résulte de la matité et de l'affaiblissement du murmure respiratoire. Les pleurésies chroniques chez les phthisiques sont fréquentes à la base (Gueneau de Mussy, Cl. méd., 1874, p. 438). Enfin, dans quelques cas de rétrécissements sans pleurésies, M. Andral a indiqué l'atrophie du tissu, ainsi que nous l'avons dit. — Pour apprécier la valeur de ces assertions, il faudra étudier l'influence des rétrécissements pleurétiques sur l'indice thoracique, en dehors de la phthisie.

2° L'atélectasie ou collapsus à d'autres causes que la fausse membrane. On l'observe par suite de la compression des bronches, mais surtout dans la bronchio-pneumonie. M. Guérin, pour les enfants, la regarde comme la cause du rétrécissement pleurétique, et des déformations de la phthisie et du rachitisme (*Gaz. méd.*, 1846, n° 72). Les poumons sont en certains points indurés et mats (Guérin, *Gaz. des hôpit.*, 1837, n° 101). Enfin, j'ajouterai que l'atélectasie siége surtout au bord antérieur et à la base du poumon, d'après M. Cornil (Leçons citées, p. 19).

3° La faiblesse des muscles inspirateurs laisse la rétractilité du tissu pulmonaire rétrécir la poitrine (c'est à cela que M. Woillez attribue le rétrécissement constitutionnel). Ce motif est rationnel pour expliquer l'indice élevé; car généralement on le constate aussi sur le cadavre où cette force de rétractilité agit seule. C'est à l'expérience à juger de la valeur de cette indication, qui aurait pour conséquence l'emploi des excitants musculaires généraux et locaux, avec examen de leurs effets sur l'indice thoracique et la marche de la maladie.

Enfin, j'ajouterai qu'on pourra tenir compte de l'état d'aplatissement de l'abdomen. Quant à l'influence du séjour prolongé au lit, elle n'est pas spéciale aux phthisiques; et au 1er degré, où le malade ne s'alite pas, il faut bien invoquer une autre cause.

FAITS POUR SERVIR A L'ÉTUDE DE L'INDICE THORACIQUE DANS LA PHTHISIE PULMONAIRE.

Ces faits ont été recueillis sur des phthisiques à différents degrés, dans les salles de MM. Lorain, Lasègue et Desnos, à l'hôpital de la Pitié. Quoique peu nombreux, ils suffisent pour démontrer clairement que, chez un certain nombre de phthisiques, on rencontre un indice très-élevé, au-dessus de 135 et notamment 140.

Phthisiques au premier degré.

§ I.

Au n° 9 de la salle Saint-Michel, est entré, le 19 novembre 1873, un jeune homme, âgé de 20 ans, dont la mère est morte de pleurésie il y a cinq ans. Il y a six mois, il travaillait dans un lavoir et se refroidit. Depuis lors, il a un rhume qui s'est aggravé il y a deux mois; expectoration muqueuse, pas d'hémoptysie. Amaigrissement depuis six mois. Actuellement il y a des palpitations; l'appétit est bon; pas de diarrhée. La poitrine est faiblement constituée. Par la percussion on constate, en avant et du côté gauche, de la matité; par l'auscultation du côté gauche, des craquements secs en arrière au sommet et des craquements humides en avant; à droite, des craquements humides sous la clavicule. Diamètres maxima 265 et 180 millimètres, d'où l'indice centésimal 147. (Désormais nous écrirons ces indications en abrégé.)

§ II.

N° 14, salle Sainte-Marthe (hommes). Entré le 14 mars 1874. Il y a deux ans, ayant très-chaud, il but abondamment des boissons froides; à la suite de cela il eut une pleurésie et il vomit beaucoup de sang (3 à 4 litres, dit-il). Il a gardé depuis lors un peu de toux avec expectoration peu abondante et un peu d'oppression. Depuis dix-huit mois, il éprouve chaque soir, pendant dix minutes, une sensation de froid suivie de chaleur pendant deux heures et de sueurs; il a de l'insomnie. Depuis six mois, il a de la diarrhée et de l'amaigrissement; l'appétit est conservé, mais il se plaint d'être toujours altéré. Les ongles sont fortement recourbés. Le côté droit est normal. Du côté gauche, on constate, au sommet, des râles sous-crépitants (craquements humides) en avant et en arrière; un peu de submatité en arrière. Indice 131 (diam. 320, 244).

§ III.

N° 42, salle Sainte-Marthe (hommes). Entré le 31 janvier 1874, âgé de 21 ans; visage et pectus glabres. La maladie a débuté, il y a quinze mois, par une hémoptysie; pas de trouble dans les fonctions digestives. Le malade a beaucoup maigri, il n'a ni frissons ni sueurs; laryngite depuis trois semaines; crachats de bronchite aérés et abondants. On constate au sommet droit un peu moins de sonorité que du côté gauche (ce qui est normal); à l'auscultation, expiration soufflante et prolongée en avant; en arrière, râles sous-crépitants au sommet et dans toute la moitié supérieure, il y en a aussi à la base du côté gauche. Indice 152,8 (295-193).

§ IV.

Quelques signes de phthisie chez un homme de 41 ans, entré le 5 mars 1874, au n° 3 de la salle Saint-Michel. Cet homme a fait des excès d'alcool; arc sénile léger, indurations artérielles, palpitations. Depuis six semaines il a une bronchite; expectoration mousseuse, mais pas d'hémoptysie: amaigrissement et perte des forces, appétit très-réduit, le soir des frissons suivis de sueurs. Du côté gauche il y a moins de sonorité que du côté droit où il y a une respiration intense et puérile; du côté gauche on constate quelques râles de bronchite et au sommet en arrière des craquements humides pendant l'inspiration. Indice 136 (320-235).

§ V.

Salle Sainte-Marthe, n° 13 (hommes). Entré le 25 juillet 1874, âgé de 21 ans, le malade rapporte que sa mère est morte phthisique; face et pectus glabres. Depuis quatre ans il a eu une très-mauvaise alimentation, il a maigri, il a eu de la toux et des douleurs de côté pour lesquelles on lui a appliqué des vésicatoires. Depuis quinze jours il a des sueurs nocturnes, et depuis huit jours des frissons et de la douleur du côté gauche augmentant par la percussion. Des accès de toux sont provoqués par les mouvements et par la percussion. Par la percussion, submatité au sommet gauche et provocation de douleur au sommet droit. Craquements secs en arrière et à gauche, quelques craquements secs en arrière et à droite pendant l'inspiration. Application de teinture d'iode. Le 27 juillet il n'y a plus de craquements du côté droit, où l'expiration est soufflante en avant; du côté gauche les craquements ont aussi diminué, il y a quelques frottements pleuraux secs à l'expiration. Le 28 juillet, râles sous-crépitants surtout à l'inspiration aux deux sommets. Indice 138 (283,203).

§ VI.

N° 42, salle Notre-Dame (femmes). 28 ans, entrée le 29 janvier 1874. La malade tousse depuis deux ans, expectoration claire et aérée. Douleurs dans le côté gauche. Diarrhée, amaigrissement, fièvre le soir suivie de sueurs. Par l'auscultation quelques craquements humides au sommet gauche en arrière. Indice 135,8 (315-232).

§ VII.

N° 39, salle Notre-Dame (femmes). Phthisie au début et pleurésie. La malade, âgée de 34 ans, est entrée le 29 novembre 1873. Depuis un an elle a maigri; depuis six mois elle a de la toux. Le 21 novembre, après un accès de toux elle eut des frissons, et bientôt de la douleur, s'étendant depuis le haut jusqu'au bas du côté droit de la poitrine; elle ne dort pas depuis que la douleur existe, l'appétit est conservé; expectoration muqueuse. Aux deux sommets quelques craquements humides surtout à droite. De ce côté, on constate en arrière dans le tiers inférieur, de la matité, de l'absence du bruit respiratoire et des vibrations vocales. Le foie est douloureux, non abaissé. Indice 148 (280-175).

Le 6 décembre la douleur a disparu, on entend quelques frottements à la fin de l'inspiration. Le 24 décembre l'épanchement est résorbé, il y a des râles humides en bas et en arrière, où la voix retentit un peu moins qu'au voisinage. Indice à la suite de cet épanchement 163 (270-165).

§ VIII.

N° 9, salle Sainte-Marthe (hommes). Le malade, âgé de 31 ans, est entré le 6 février 1874. Il a eu une hémoptysie légère avant son entrée. Il est très-oppressé, il a un peu de douleur dans le côté gauche. Insomnie, sueurs nocturnes. Toux surtout pendant la nuit, et expectoration muqueuse transparente avec quelques parties opaques; pas de vomissements, pas de diarrhée. On entend au sommet gauche des râles sibilants en avant; en arrière, des râles sous-crépitants à l'inspiration et du souffle à l'expiration. Du côté droit quelques frottements pleuraux à l'expiration sous la clavicule. Indice 142 (320-225).

Remarque. — D'après les signes qui précèdent, le malade pourrait appartenir à la période de ramollisssement pour laquelle je n'ai pas fait une division à part.

Cavernes du poumon.

§ I.

N° 19, salle Sainte-Geneviève (femmes). Entrée le 30 nov. 1873, âgée de 60 ans, pas d'antécédents héréditaires de phthisie, bronchite depuis un an, pleurésie à droite il y a neuf mois; étouffements quand la malade se couche sur le côté gauche, insomnie, palpitations, pas de signes d'anémie. Depuis quinze jours, sueurs précédées de frissons et oppression pendant la première moitié de la nuit. Pas de diarrhée, peu d'appétit, pas de vomissements. Crachats muco-purulents avec quelques stries de sang depuis huit jours. A gauche et en avant on constate de la matité et du souffle caverneux, rien de particulier pour la résonnance de la voix; en arrière, expiration soufflante. Rien d'anormal pour le côté droit. Indice 141 (275-195).

§ II.

Au n° 41 de la salle Notre-Dame, est entrée, le 22 janvier 1874, une malade âgée de 18 ans. Depuis six mois elle a de la toux avec expectoration, des palpitations, des frissons dans l'après-midi, suivis de moiteur et de sueur pendant la nuit. Au début de la bronchite, les règles, autrefois irrégulières, se sont supprimées; il y eut aussi des vomissements qui n'ont pas continué. Actuellement, elle se plaint de douleurs dans le dos pendant la nuit; la toux est accompagnée d'expectoration aérée, avec portions opaques. Du côté droit on entend, au sommet et en arrière, des craquements humides aux deux temps. Du côté gauche, il y a en arrière de la submatité et des râles sibilants fins; en avant sous la clavicule, du souffle caverneux à l'expiration et de la voix chuchotée très-manifeste. Indice 133 (290-218.)

III.

N° 23, salle Saint-Michel (hommes). Le malade est âgé de 59 ans, il est entré à l'hôpital le 5 mars 1874. Profession, garçon de bureau; varices très-fortes aux jambes. Toux depuis deux mois, peu de sommeil et peu d'appétit, diarrhée passagère, amaigrissement considérable. En avant et au sommet gauche on constate de la matité et du râle caverneux ou gargouillement. Indice 138 (315-228).

§ IV.

Grande caverne au sommet gauche, *sans amaigrissement*. Le malade a 46 ans; il y a vingt ans, il eut un abcès à la jambe, et l'année suivante une pneumonie à la suite d'un refroidissement. A partir du mois d'avril 1873, il eut de la bronchite avec peu d'expectoration, de l'insomnie et des sueurs nocturnes; un flux hémorrhoïdal apparut à cette époque.

Le 5 septembre 1873, il entra au n° 15 de la salle Saint-Paul. En octobre survint une douleur vive dans l'épaule droite, s'étendant à la partie supérieure du bras; cette douleur dura plusieurs mois malgré l'application de vésicatoires, de nombreuses ventouses sèches et d'injections morphinées. Pour la poitrine, le côté droit est sain; tandis que du côté gauche on constate au sommet de la submatité en arrière et puis, en avant sous la clavicule, dans une hauteur de 8 centimètres, un *souffle caverneux intense* et de la pectoriloquie. Indice

144,5 (275-190). Le 5 mars 1874, le malade sort du service de M. Lasègue.

Quelques jours après, il entre à la salle Saint-Michel au n° 23. La douleur de l'épaule a disparu, mais il y a ankylose très-solide de l'articulation scapulo-humérale. Le malade ne tousse presque plus, il a pris un certain embonpoint depuis son séjour à l'hôpital, où il a quatre portions d'aliments. Le pectus et la face sont glabres, il n'y a que quelques touffes de poils à la face. Le thorax présente un certain embonpoint et les espaces intercostaux font un relief dû au tissu adipeux.

Le côté gauche est un peu déprimé sous la clavicule où il y a des varicosités dans une étendue grande comme la main. La face est aussi couverte de petites varices de la peau. Au sommet gauche, on constate en avant de la matité dans un espace de 5 cent. de diam., autour duquel on produit du bruit de pot fêlé par la percussion. Dans cette partie souffle caverneux (à l'inspiration), voix chuchotée et dans la zone périphérique souffle bronchique à l'expiration par suite d'induration (tissu de sclérose et fausses membranes). L'indice est alors à peu près le même, 143 (270-192).

§ V.

Phthisie pulmonaire avec cavernes, péritonite et otite suppurée ; modification de l'indice sur le cadavre. — N° 16, salle Saint-Michel, 29 ans. Le malade a eu des accès de fièvre intermittente en Italie de 1865 à 68 (le foie et la rate ne débordent pas les côtes actuellement); il a été traité à la même époque pour une conjonctivite chronique. Il y a cinq ans il eut une pneumonie. Depuis quatre ans il a de la surdité presque complète; elle est survenue à la suite d'otites suppurées, d'abord du côté gauche où le pus s'est tari, puis du côté droit où l'otite persiste encore avec écoulement abondant. Pendant ce temps le malade a beaucoup maigri. L'appétit est conservé, mais après chaque repas reviennent des douleurs à l'épaule gauche et aux deux flancs (à l'autopsie on a trouvé des adhérences en tous ces points); pas de diarrhée, pas d'hémoptysie, pas de sueurs nocturnes.

Le 22 *novembre*, le ventre est ballonné et tendu par des gaz, la face est pâle avec de la rougeur malaire ; doigts en massue avec ongles incurvés, 88 pulsations, toux fréquente la nuit, crachats mélangés de pus d'otite. A gauche en avant, matité et râles caverneux au sommet; en arrière, craquements humides au sommet et râles sous-crépitants dans les deux tiers inférieurs du poumon. A droite, au sommet et en avant, submatité et râles caverneux, moins gros que du côté gauche. En arrière, craquements humides au sommet, et plus bas respiration rude soufflante et expiration prolongée. Enfin, dans les deux tiers inférieurs, des râles sous-crépitants. Indice 118 (26-22).

5 *décembre*. Même état, peu de râles sous-crépitants à la base du poumon droit; dans la nuit du 4 au 5 déc. le malade s'est levé et a eu une hémorrhagie abondante par le conduit auditif droit.

Le veilleur a arrêté l'hémorrhagie en appuyant le doigt sur ce conduit (il estime la perte à un litre). Trois jours après nouvelle hémorrhagie de 200 gr., puis le lendemain 500, puis le soir même 200, et le malade meurt pendant la nuit. Trois jours avant sa mort il s'était produit une hémiplégie gauche.

Autopsie le 11 *décembre* 1873.

Indice (280-195) 143, résultat tout différent et tenant sans doute à l'affaiblissement du ventre et peut-être à la rétractilité du poumon. Du côté de l'abdomen, il y a des adhérences du foie à la paroi et au diaphragme, et du grand épiploon à la paroi. Les muqueuses de l'estomac et de l'intestin sont saines; les reins sont très-anémiés; la rate est pâle, ce qu'on peut attribuer aux hémorrhagies, elle est dure, ce qu'on peut rapporter aux fièvres intermittentes. Le foie est gras, dur, cirrhotique; par arrachement on obtient une surface déchiquetée, grenue. — La plèvre gauche présente des adhérences très-fortes au sommet, moins fortes sur le reste de son parcours, excepté en bas et en arrière où il y a un épanchement de 100 gr. environ. A droite il y a aussi des adhérences, mais moins fortes. — Le sommet du poumon gauche est en partie adhérent; dans la partie moyenne il y a de la sclérose pulmonaire avec des tractus fibreux et un peu de pigmentation, ainsi que des granulations disséminées. A la partie inférieure congestion légère avec des granulations.

Le poumon droit présente au sommet une caverne grosse comme une noix, et quelques petites cavernes un peu plus bas; à la partie moyenne de l'emphysème et des granulations; enfin, dans le quart inférieur de la congestion.— Le cerveau est anémié, les méninges sont infiltrées; perforation du canal carotidien établissant une communication avec l'oreille. — Ajoutons une particularité de conformation de l'appendice xiphoïde; il y a bifidité et les deux portions s'écartent à angle droit. (Voir pour détails sur l'ulcération de la carotide, la thèse de M. Marcé 1874, p. 122, obs. XIII).

Trois malades avec constitution faible ont présenté un indice au-dessus de 140 sans signe local connu de phthisie (Deux de ces malades étant peu âgés, il sera intéressant de les revoir; pour le 3e, v. Rem. § II).

§ I.

N° 9, salle Saint-Paul, pleurésie avec épanchement léger du côté gauche, à la suite d'un refroidissement, rapportée obs. II, page 77.

Nous avons dit alors que le malade, âgé de 16 ans, était d'une constitution délicate. Ajoutons ici que la peau est fine, que les cheveux sont soyeux, les cils longs, la face et le pectus glabres (type juvenil, doux, aisé). Les muscles pectoraux sont peu développés. Les organes génitaux sont en rapport avec l'âge. Pas d'antécédents héréditaires de phthisie bien précis, cependant son père est aliéné, ce qui a une certaine importance à noter d'après M. Lorain; pas d'hémoptysie, de palpitations ni d'amaigrissement. La face, les lèvres et les conjonctives sont pâles, il n'y a pas de souffle dans les carotides.

Pleurésie avec épanchement léger du côté gauche. Pendant les premiers jours de l'année 1874 cet épanchement s'accompagne d'égophonie très-manifeste. Le 4 janvier, souffle à l'expiration aux deux sommets et en arrière; ce souffle que l'on peut rattacher à la pleurésie disparaît les jours suivants et, le 20 janvier, il n'existe plus que du côté droit. Aucun signe local de phthisie pulmonaire d'après MM. Lasègue et Lorain, et M. Landrieux, chef de clinique de M. Lasègue.—Le 31 décembre l'indice était 161 (270-167). Le 4 janvier il descend à 144 (26-18), pour remonter ensuite à 152 le 10 janvier et 151 le 26 janvier.

§ II.

N° 7, salle Saint-Michel, André P., 40 ans, homme de peine, entré le 5 mars 1874. Pectus glabre, barbe plantée par touffes minimes, ongles un peu incurvés, doigts spatulés, jamais d'embompoint, parents bien portants, pas d'antécédents d'hémoptysie, pas de surmenage. Depuis trois semaines il a des frissons suivis de sueur, un peu de bronchite, une grande faiblesse et un amaigrissement considérable; sur le nez une ulcération de la grandeur d'une pièce de 2 francs, avec croûtes de pus concret, à fond rouge et à bords indurés, probablement cancroïdale. —Indice 141 (316-223). Le diagnostic fut alors : *Cachexie de misère.*

Remarque. — Avant la mise sous presse j'apprends : que dans la suite on avait pu reconnaître l'existence de lésions tuberculeuses ; que le malade était mort le 15 mai 1874; que l'autopsie avait été faite par M. le Dr Renaut, répétiteur d'histologie au collége de France, et par M. Couturier, élève du service. Elle sera l'objet d'une publication ultérieure, en voici un extrait :

Dans la poitrine, des adhérences pleurales solides, des fausses membranes contenant des granulations jaunes, un litre de liquide dans la plèvre gauche; granulations tuberculeuses, entourées d'îlots de pneumonie caséeuse, surtout au poumon gauche. — Péritonite tuberculeuse, adhérences solides, abcès stercoraux; ganglions caséeux; granulations spléniques, rénales, et surtout hépatiques. —Abcès rétro-pharyngien, s'étendant de la 2me à la 4me cervicale. — Ulcération tuberculeuse de la peau du nez, d'après l'examen histologique.

§ III.

Au no 39 de la salle Notre-Dame, est entrée le 12 février 1874 une personne âgée de 18 ans, femme de chambre, d'une constitution débile. Pas d'hémoptysie antérieure ; elle rapporte que sa mère est très-faible et qu'elle a quelquefois une toux sèche et des douleurs de reins; son père est aussi peu robuste. La malade n'a pas de sueurs la nuit, elle a de la leucorrhée depuis longtemps et de la dyspepsie, des palpitations, un peu de pâleur des conjonctives; souffle léger à la base et au premier temps, souffle dans les vaisseaux du cou. Douleurs dans le dos et les épaules, pas de toux, rien d'anormal aux sommets á l'auscultation et la percussion. — Indice 145 (270 193). Diagnostic : *Anémie, surmenage et leucorrhée.*

De l'indice thoracique chez divers sujets affaiblis et cachectiques, non phthisiques. (Anémie, cachexie, convalescence de fièvre typhoïde.)

§ I.

Anémie consécutive à une métrorrhagie. — N° 30, salle Notre-Dame, 19 ans. Entrée le 27 février 1874. La métrorrhagie survenue à la suite d'une fausse couche a duré huit jours. Pâleur des conjonctives et de la face. Souffle dans les vaisseaux du cou, pas de bruit de souffle au cœur. Rien d'anormal aux sommets des poumons. — Indice 133 (293-220).

§ II.

Chloro-anémie et dyspepsie chez une femme âgée de 30 ans, lingère, entrée le 20 février 1874 au n° 15 de la salle Sainte-Geneviève. Sa mère est faible et elle-même n'a jamais été très-forte. Réglée à l'âge de 17 ans; ses règles ont toujours été peu abondantes et très-irrégulières, avec des intervalles de cinq à six mois. Pendant longtemps elle négligea son alimentation. Depuis deux mois, insomnie, sueurs, céphalalgie, palpitations, dyspepsie et crises gastralgiques; pas de souffle aux carotides, peu de pâleur des conjonctives, rien d'anormal du côté du poumon. Indice 129 (265-207).

§ III.

Etat cachectique, suite d'un épithélioma du col avec écoulement. Au n° 40 de la salle Notre-Dame est entrée en mars 1874 une femme âgée de 40 ans, ayant eu deux enfants. Habituellement forte et bien portante, elle a depuis un an un écoulement séro-sanieux, des douleurs aux lombes, à l'anus et dans la fosse iliaque droite. Pâleur avec teint jaunâtre, décoloration des conjonctives, amaigrissement, perte des forces, sueurs pendant la nuit. Etat normal des organes respiratoires. Indice 121,5 (310,255). Ces dimensions indiquent une poitrine fortement développée dans tous les sens.

§ IV.

Carcinome utérin chez une femme de 40 ans, entrée le 2 février 1874 au n° 4 de la salle Sainte-Geneviève. Il y a dix-huit mois la maladie a débuté par une perte de sang très-abondante (coulant à flot d'après le dire de la malade). Cette perte s'est renouvelée cinq fois, mais depuis six mois il n'y en pas eu. La dernière fut suivie d'une péritonite avec douleur, vomissements verts, ballonnement du ventre ; on prescrivit à l'hôpital Lariboisière des applications de glace qui furent continuées pendant douze jours. Depuis lors la malade a eu des pertes jaunâtres sanieuses, un peu fétides. Depuis deux mois elle a perdu l'appétit et a maigri beaucoup. La face est pâle, jaunâtre, avec un teint mat ; pâleur considérable des conjonctives ; pas de palpitations, ni souffles cardiaques et vasculaires. Douleurs lombaires revenant tous les jours dans l'après-midi, douleurs pour aller à la garde-robe, constipation. Le sommeil est bon, mais depuis un mois il y a des sueurs nocturnes. Rien d'anormal du côté des organes respiratoires. Indice 126,6 (285, 225).

§ V.

Carcinome utérin et *phlegmatia alba* cachectique.— N° 4, salle Notre-Dame, entrée le 19 février 1874, 42 ans. La malade était autrefois forte et bien portante, la menstruation était régulière ; elle n'a pas eu d'enfants. Il y a quinze mois a paru un écoulement de sang qui s'est renouvelé tous les huit à dix jours, et pendant deux à trois jours chaque fois ; il n'existe plus depuis le séjour à l'hôpital. A ces hémorrhagies vinrent s'ajouter : une perte séro-sanieuse, de l'amaigrissement considérable, de l'inappétence, de la soif habituelle, de la privation de sommeil ; il n'y a pas de sueurs pendant la nuit. Pâleur très-forte des conjonctives, souffle très-léger aux artères du cou. Le ventre est ballonné et un peu douloureux à la pression. Au membre inférieur gauche *phlegmatia alba dolens* due à l'état cachectique ; il y a douleur principalement au haut de la cuisse, au mollet et au dessus du pied. Indice 121 (265-218).

§ VI.

Cancer utérin.—N° 39, salle Sainte-Eugénie (le 3 décembre 1873). La malade a 29 ans, elle a maigri, mais cependant est encore très-forte; aspect cachectique analogue aux précédents. Ecoulement sanieux, odeur putride depuis le mois d'avril 1873. Douleurs depuis un mois aux lombes et au fondement. Rien d'anormal du côté de la respiration. Indice 121 (260-215).

§ VII.

Cancer utérin avec émaciation extrême.—N° 45, salle Notre-Dame, décédée (novembre 1873). La poitrine est réduite à des dimensions très-petites, mais en conservant un rapport régulier. L'indice est 125 (20. 16).

§ VIII.

Fièvre typhoïde au douzième jour, examinée le 1er février 1874. — N° 1, salle Saint-Joséphine (femmes), à Lariboisière, service de M. Millard. La maladie a débuté par de la céphalalgie, des coliques et de la diarrhée abondante qui se renouvelle encore quinze fois par jour ; pas d'épistaxis. Il y a de l'inappétence, de la soif, les lèvres sont sèches ; météorisme et ballonnement du ventre, douleur à la fosse iliaque droite, dix à quinze taches rosées très-nettes, 92 pulsations avec le pouls un peu dicrote. Temp. 39,4. Agitation pendant la nuit.

Expectoration un peu adhérente au vase et contenant du sang; à gauche et en arrière il y a des râles sibilants, des râles sous-crépitants disséminés, et de la submatité. Le 31 janvier la malade a été purgée. Le 1er février l'indice est 138 (280-202).

§ IX.

N° 16, salle Sainte-Marthe (hommes). Dothiénentérie au dix-neuvième jour. Entré le 6 mars 1874, 27 ans ; température 40 à 40°,5. Diarrhée quatre fois par jour; râles muqueux et sous-crépitants à la base des deux poumons en arrière; pas de matité en cet endroit. Indice 132 (325-245).

§ X.

Convalescence de fièvre typhoïde. N. 14, salle Saint-Michel, entré le 22 janvier 1874. Le 22 février l'émaciation est très-prononcée à la face et aux membres, peu marquée sur le thorax. Il n'y a plus de diarrhée depuis huit jours. Le malade a pour prescription alimentaire : potages, viande crue, deux œufs et 50 centilitres de vin. Indice 138 (29-21)

RÉSUMÉ DES OBSERVATIONS SUR L'INDICE THORACIQUE.

Dans la phthisie j'ai obtenu les indices suivants : 1° au premier degré, 147, 131, 152, 136, 138, 135.8 ; 148 chez une personne ayant une pleurésie avec épanchement, après la disparition duquel il est devenu 163; enfin 142. 2° A la période d'ulcération, 141, 133, 138, 144; 118, chez un malade qui avait une péritonite, et 143 après sa mort.

A ces indications j'ajouterai des exemples d'indices variant, et devenant plus élevés que 140 après la disparition de certaines complications. J'en ai cité quelques-uns aux observations 4, 5 et 10 de la deuxième partie (pneumothorax, congestions accompagnées d'hémoptysie).

De plus j'ai noté un indice élevé au-dessus de 140 dans trois cas mal déterminés, mais depuis l'un d'eux est rentré dans la règle.

Puis, j'ai fait des recherches sur plusieurs cas d'émaciations et sur divers états cachectiques en dehors de laphthisie. Je n'ai trouvé comme indice élevé, que 138, chez deux convalescents de fièvre typhoïde; dans les divers états cachectiques de longue durée, je n'ai obtenu pour le plus haut que 133. Dans un cas d'émaciation considérable, suite de cachexie cancéreuse, la poitrine était fortement rétrécie, mais il n'y avait pas d'aplatissement antéro-postérieur, relativement à la dimension transversale; le rapport de ces diamètres était 125.

En résumé, je n'ai trouvé l'indice au-dessus de 140 que chez à peu près la moitié des phthisiques, plus deux malades qui restent indéterminés. Entre 135 et 140, il y a encore des phthisiques, mais pas seulement des phthisiques. Tels sont les faits les plus évidents, qui résultent de ces premiers travaux sur l'indice thoracique.

RÉSUMÉ ET CONCLUSIONS.

INTRODUCTION ET PREMIÈRE PARTIE. — Après avoir présenté une esquisse des moyens d'investigation propres à reconnaître les maladies de poitrine, j'ai examiné les divers modes de constatations des caractères extérieurs. Parmi ceux-ci, il en est que l'inspection ne peut nous révéler, et il importe de les rechercher par des moyens plus précis. Or, pour appliquer les méthodes exactes à l'étude des caractères extérieurs, il faut s'en référer à des principes qui sont fondamentaux. C'est à leur exposition que *la première partie* est consacrée, avec application toute spéciale à la conformation et aux déformations. On y trouve aussi quelques remarques sur la capacité de la poitrine et sur la manière d'en représenter les variations, chez une même personne, par les changements de grandeur d'une section vers la partie inférieure du sternum, exprimés en centimètres carrés.

Pour la forme, j'ai tout d'abord établi des distinctions capitales dans son étude : D'après l'étendue, elle est générale ou partielle; d'après les contours, elle est horizontale ou verticale; d'après l'état de repos ou de mouvement, elle est fixe ou mobile.

Les moyens d'étudier la forme sont : l'inspection, la palpation et les méthodes exactes. Chacun de ces moyens a son utilité particulière : 1° l'inspection est applicable à l'examen des déformations partielles, localisées à une face du corps ; 2° la palpation, pratiquée avec des organes capables de circonscrire le thorax, peut nous renseigner sur sa conformation générale; 3° enfin nous arrivons aux méthodes scientifiques et précises. Elles consistent à rechercher les caractères de la forme. Or, il n'y en a que de deux sortes : la direction des côtés, d'où la mesure des angles, et le rapport des dimensions.

Appliquons ces données à la forme générale et horizontale de la poitrine : 1° En établissant le rapport de deux dimensions diamétrales maxima, de la largeur à l'épaisseur, comme terme de comparaison multiplié par cent, nous obtenons *l'indice thoracique centésimal*, p. 18 ; 2° en rabattant un côté sur l'autre, à l'aide d'un dessin sur papier replié selon la ligne vertébro-sternale, il nous est facile de juger de la différence de direction du contour de chacun d'eux ; 3° enfin nous trouverons un peu plus loin quelques détails sur la situation et la forme de l'angle costal.

Deuxième partie. — *Etude de l'agrandissement du thorax dans la pleurésie et dans la congestion pulmonaire.* — Plusieurs faits intervenant dans la production de ce phénomène, j'ai essayé de les réunir et de les grouper.

I. — Le sternum et les arcs costaux, moins la partie attenante au rachis, sont portés en avant (Fig. 6 et 7) ; de plus les côtes sont relevées à la partie antérieure. A chacun de ces faits correspond une cause d'amplification de toute la poitrine : la forme générale devient plus arrondie, le périmètre est augmenté. Chomel insistait sur les modifications du diamètre antéro-postérieur qu'il mesurait de chaque côté; mais, le rachis étant le seul point qui, en arrière, n'est pas déplacé, il est bien préférable de prendre le diamètre vertébro-sternal ou, comme le fait M. Woillez, les diamètres obliques vertébro-mammaires.

Les congestions pulmonaires sont, à l'aide de la mensuration antéro-postérieure, nettement accusées et régulièrement suivies (bronchites, hémoptysie, affections cardiaques). Les variations sont en général de 3 à 4 cent.

II. — Des modifications bornées au côté malade ont aussi pour effet d'en augmenter le volume. Par l'inspection et la palpation, on constate qu'il est plus gros et plus arrondi; son diamètre vertébro-mammaire est plus développé, mais à la mensuration circulaire la différence est souvent minime (V. Historique). Il en résulte que pour un côté l'amplification se fait peu par augmentation périmétrique, mais surtout par changement de forme.

Examinons en quoi consiste la déformation. L'angle costal et la paroi postérieure sont portes en avant, la saillie de l'angle s'efface et la forme devient plus régulièrement arrondie. Cette dernière modification peut avoir pour effet de reculer la paroi postérieure, mais j'ai pu m'assurer que, dans les pleurésies récentes et les congestions du côté gauche, son avancement était bien plus marqué. En effet il y a une asymétrie très-manifeste qui disparaît après la maladie. Cependant la paroi postérieure du côté gauche peut rester légèrement avancée, ainsi que cela s'observe quelquefois à l'état normal.

Certaines affections du foie peuvent produire de la matité à la base de la poitrine. Pour distinguer si la lésion a son siége au-dessus ou au-dessous du diaphragme, M. Guéneau de Mussy conseille de rechercher si la dernière côte est écartée ou rapprochée du rachis ; on pourra dans le même but examiner le creux épigastrique. Enfin certaines particularités de forme transversale pourront sans doute éclairer aussi le diagnostic (Obs. VI et VII).

Par suite de la distension abdominale, la base de la poitrine subit des modifications importantes : la forme générale du contour est altérée, et dans le plan vertical s'opèrent des changements qui portent sur la direction des limites du creux épigastrique. Les cartilages costaux qui, de chaque côté, bordent cet espace, forment un angle qu'il est facile de tracer sur la peau. Lorsque les dernières côtes sont repoussées en dehors cet angle, qui, normalement, est plus petit que l'angle droit, s'élargit, arrive à l'égaler et à le dépasser (p. 99).

TROISIÈME PARTIE. — *De la forme générale de la poitrine chez les phthisiques.* — J'ai constaté chez la moitié des phthisiques, aussi bien au début des lésions pulmonaires qu'à la période d'excavations, un indice très-élevé et au-dessus de 140. Ce rapport centésimal de deux dimensions maxima annonce un aplatissement relatif considérable vers la partie inférieure et moyenne du thorax.

J'ai observé le même fait chez trois personnes ne présentant pas de signes certains de phthisie; mais d'autres considérations pouvaient en faire craindre le développement, qui depuis s'est manifesté pour l'une d'elles d'une façon évidente.

Chez des sujets amaigris et cachectiques je n'ai rien trouvé de semblable.

Ces résultats sont précis et faciles à obtenir, aussi leur recherche mérite d'être continuée.

Pour compléter ces études, je me suis appliqué à résumer ici ce que les auteurs avaient écrit sur cette matière, par exemple : l'indication de divers procédés, et puis surtout des *documents historiques* qui déjà m'ont permis de mieux interprêter les faits. Il est certain qu'un travail ainsi constitué ne peut être aussi attrayant que l'étude suivie d'un sujet détaché; mais il était nécessaire tout d'abord de rapprocher des données fort disséminées, avant de pouvoir aborder à propos des questions plus distinctes.

Dans les observations se sont présentés incidemments quelques détails intéressants, mais étrangers aux études sur la conformation et les déformations. J'ai néammoins pris soin de les signaler, ainsi : 1° Dans la pleurésie, j'ai constaté une différence entre les vibrations de la voix perçues par l'auscultation et par la palpation, p. 66; 2° dans une observation de pneumothorax se trouve mentionné un cas de tintement métallique ayant un rhythme analogue à celui des battements cardiaques. Quelques faits importants pour la pratique pouvant se rattacher aux bruits pleuraux en rapport avec les mouvements du cœur, j'ai noté les principales indications que j'ai pu recueillir, sur ce sujet dans divers ouvrages.

R.F.

FIN.

TABLE DES MATIÈRES

[library stamp]

FIN DE LA TABLE.

Paris. A. Parent, imprimeur de la Faculté de Médecine, rue Mr-le-Prince, 31.

G. MASSON, LIBRAIRE DE L'ACADÉMIE DE MEDECINE

PLACE DE L'ÉCOLE-DE-MÉDECINE, A PARIS.

REVUE

DES

SCIENCES MÉDICALES

EN FRANCE ET A L'ÉTRANGER

Recueil trimestriel, analytique, critique et bibliographique

PUBLIÉE SOUS LA DIRECTION

DE M. G. HAYEM

Agrégé à la Faculté de médecine de Paris, médecin des hôpitaux.

La médecine tend chaque jour davantage à se constituer à l'état de science proprement dite. En s'appuyant sur les diverses branches de la biologie qui sont, à notre époque, en voie d'évolution continue, elle prend peu à peu une forme nouvelle et subit une sorte de rénovation.

Depuis quelques années surtout, les procédés scientifiques, de plus en plus nombreux, viennent s'installer avec tant d'obstination au lit du malade, que les générations récentes reçoivent forcément une éducation médicale plus méthodiquement scientifique qu'autrefois.

Aussi les médecins comprennent-ils chaque jour plus clairement l'importance de l'étude des sciences.

L'Allemagne et l'Angleterre possèdent depuis longtemps des recueils qui résument chaque mois, chaque trimestre ou chaque année, les connaissances acquises dans les diverses branches des sciences médicales.

La France seule n'a pas d'organe spécial exclusivement consacré à rechercher et à enregistrer cette quantité immense de matériaux, dont la plupart restent ainsi perdus pour bien des travailleurs.

La *Revue des Sciences médicales* est fondée pour combler cette lacune.

M. G. Hayem, professeur agrégé de la Faculté de Médecine de Paris, et médecin des hôpitaux, en dirige la publication, pour laquelle il s'est assuré le concours d'un grand nombre de collaborateurs distingués.

Cette revue tient compte de tout ce qui est publié en France et à l'étranger, dans le domaine des sciences médicales : anatomie, physiologie, chimie médicale, thérapeutique, hygiène, pathologie interne et clinique médicale, obstétrique et maladies des femmes, maladies des enfants, maladies de la peau et syphilis, alcoolisme et médecine mentale, médecine légale et toxicologie, pathologie externe et clinique chirurgicale; médecine opératoire, ophthalmologie et otologie, pathologie générale.

Les travaux les plus importants y sont l'objet d'analyses critiques, dont l'ensemble présentera un tableau exact et complet des progrès accomplis.

Les autres, moins originaux ou pouvant être résumés brièvement, sont également signalés, soit à titre de *travaux à consulter*, soit comme renseignements bibliographiques.

Tous prennent place dans une table systématique et analytique qui est publiée chaque année, de façon que chacun, au moment d'aborder l'étude d'un sujet nouveau, trouve dans notre Revue l'ensemble des renseignements qui lui sont nécessaires.

LA REVUE DES SCIENCES MÉDICALES paraît TOUS LES TROIS MOIS depuis le 15 janvier 1873. Chaque cahier forme un demi-volume de 400 à 500 pages grand in-8 compacte, format et justification du DICTIONNAIRE ENCYCLOPÉDIQUE DES SCIENCES MÉDICALES.

Prix de l'abonnement annuel : Paris, **30** fr.

— Départements, **33** fr.

A. Parent, imprimeur de la Faculté de Médecine, rue Mr-le Prince, 31.

www.ingramcontent.com/pod-product-compliance
Ingram Content Group UK Ltd.
Pitfield, Milton Keynes, MK11 3LW, UK
UKHW021053260726
13994UKWH00002B/528

9 782329 413297